Kohlhammer

Alexander Schulze,
Christina Hoffmann,
Xina Grählert

Klinische Studien
erfolgreich durchführen

Ein Leitfaden und Ratgeber
für Praxis und Klinik

Verlag W. Kohlhammer

1. Auflage 2012

Alle Rechte vorbehalten
© 2012 W. Kohlhammer GmbH Stuttgart
Umschlag: Gestaltungskonzept Peter Horlacher
Illustrationen: Dr. Alexander Stendal
Gesamtherstellung:
W. Kohlhammer Druckerei GmbH + Co. KG, Stuttgart
Printed in Germany

ISBN 978-3-17-021554-2

Inhalt

Einleitung: Arzneimittelstudien – erste Annäherungen

Moderne Medizin benötigt innovative Medikamente. Solche Arzneimittel haben Jahre aufwändiger klinischer Forschung und Entwicklung hinter sich, ehe sie dem Arzt in Klinik und Praxis zur Verfügung stehen.

Dazu gehören nach umfangreichen pharmakologischen und toxikologischen Untersuchungen in vitro bzw. an Tieren erste klinische Prüfungen an freiwilligen Probanden (Phase I). Eine neue Substanz hat in diesem ersten Entwicklungsschritt den Nachweis zu erbringen, dass sie für eine Anwendung am Menschen unbedenklich ist. Ist dieser Nachweis erbracht, dürfen weitere Untersuchungen, jetzt auch an Patienten mit dem entsprechenden Krankheitsbild, folgen. Nachdem die Fragen zur Dosierung und Formulierung (Phase II) zufriedenstellend beantwortet wurden, wird in Studien der Phase III die Wirksamkeit des Präparates überprüft. Die Sicherheit des Arzneimittels wird ebenfalls in allen drei Phasen untersucht. Wenn ein Medikament auch die Phase III erfolgreich durchlaufen hat, kann durch den Hersteller ein Zulassungsantrag bei der Bundesoberbehörde gestellt werden.

Wer kann solche klinischen Prüfungen durchführen – Arztpraxen oder Krankenhäuser?
Der seinem Patienten verpflichtete Arzt mit seiner seit Jahrhunderten überlieferten ärztlichen Ethik wird bei dieser Frage wahrscheinlich recht schnell ein Unbehagen entwickeln und sich an das »Nihil nocere« seiner Ausbildung erinnern.

Bericht eines Prüfers:
»Wir hatten als Praxis eine klinische Prüfung mit einer tatsächlich innovativen Substanz gegen Alzheimer-Demenz übernommen. Eingeschlossen werden konnten in die Studie sowohl bis dahin unbehandelte Patienten, aber auch Patienten, die mit einem üblichen Antidementivum stabil über mehr als ein Vierteljahr eingestellt waren.

Die Prüfsubstanz hatte in den entsprechenden Vorstudien Anlass zur Hoffnung auf eine Wirksamkeit gegeben. Natürlich war die Studie placebokontrolliert. Als erstes stellte sich eine bisher unbehandelte Patientin vor, die perfekt die Ein- und Ausschlusskriterien erfüllte. Folgende ethische Problematik musste sorgfältig abgewogen werden: Sollte die Patientin erst auf eines der üblichen Antidementiva eingestellt werden, die in ihrer Wirksamkeit bisher begrenzt sind und dann evtl. für die Studie nicht mehr infrage kommen. Oder sollten wir die Patientin unbehandelt in die Studie einschließen und damit der Möglichkeit aussetzen, dass sie über mehr als ein Jahr eine Placebomedikation bekommt. Nach mehrtägigem Abwägen und langen Gesprächen mit der Familie der Patientin entschied ich mich dafür, diese doch in die Studie aufzunehmen. Gleichzeitig nahm ich mir aber vor, die Patientin besonders sorgfältig zu beobachten, um eventuell bei rascher Verschlechterung des Krankheitsbildes sie aus der Studie herauszunehmen.«

Vorstellungen über eine wissenschaftlich fundierte Medizin haben sich allmählich im Laufe der Medizingeschichte herausgebildet. Zunächst war traditionelle Medizin weniger evidenz-, sondern eher fallbasiert und gründete meist auf Wissen, das durch Lehrer und Autoritäten mündlich oder schriftlich tradiert wurde.

Mit Beginn des 20. Jahrhunderts wurden Maßstäbe für eine »Wissenschaftlichkeit« in der Medizin formuliert. Beispielsweise prangerte der Schweizer Psychiater Eugen Bleuler 1919 in seiner Streitschrift das »Autistisch-undisziplinierte Denken in der Medizin« an. Doppelblinde und randomisierte Studien entwickelten sich als Standarddesign in der klinischen Forschung nur schrittweise im Laufe der letzten Jahrzehnte (Medical Research Council 1948, S. 769–782).

Nach mehreren schweren Verletzungen der Menschenrechte im Zusammenhang mit Arzneimittelversuchen wurde mit der Deklaration von Helsinki im Jahr 1964 eine Empfehlung für Ärzte in der biomedizinischen Forschung am Menschen durch den Weltärztebund formuliert. In den 1970er Jahren wurden in den USA weitere Prinzipien erarbeitet, die die Basis für den späteren Qualitätsstandard »Good Clinical Practice« darstellten. Ethik-Kommissionen wurden gebildet, eine Einwilligung der Patienten gefordert und verbindliche Regeln für alle Beteiligten festgelegt. 1996 schließlich wurde eine Harmonisierung der Richtlinien zur »Good Clinical Practice« von den Zulassungsbehörden und den Industrieverbänden der USA, Europa und Japan während der »International Conference on Harmonization« vereinbart. Dieser internationale Qualitätsstandard hat in den meisten Ländern inzwischen Gesetzeskraft erlangt, in Deutschland mit der 12. Novellierung des Arzneimittelgesetzes im Jahre 2004.

Wenn der Arzt die Richtlinien der »Guten Klinischen Praxis« tatsächlich befolgt, bewegt er sich in einem ethisch gesicherten Kontext.

Die Autoren dieses Ratgebers gehen davon aus, dass wir neben der klinischen Erfahrung der einzelnen Ärzte methodisch gut geplante und korrekt durchgeführte klinische Studien brauchen, deren Ergebnisse der Öffentlichkeit zugänglich sind, um Fortschritte auf dem Gebiet der Medizin zu erreichen.

Dabei haben die Autoren nicht das Ziel, den Inhalt von »Good Clinical Practice« beziehungsweise des Arzneimittel- oder Medizinproduktgesetzes detailliert darzustellen oder zu erläutern. Wir wollen zeigen, dass es in der Praxis möglich ist – auch unter Berücksichtigung des »Gesunden Menschenverstandes«, diesen Qualitätsstandard zu befolgen und in der Arztpraxis oder im Klinikum tatsächlich zu leben. Damit wollen wir ein lebendiges und anschauliches Bild von klinischen Studien in der Praxis zeichnen und so langjährige eigene Erfahrungen weitergeben.

Die »ICH-Grundsätze« der Guten Klinischen Praxis

» 1. Klinische Prüfungen sollten gemäß den ethischen Grundsätzen durchgeführt werden, die ihren Ursprung in der Deklaration von Helsinki haben und mit der Guten Klinischen Praxis sowie mit den geltenden gesetzlichen Bestimmungen vereinbar sind.

2. Vor einer klinischen Prüfung sollten die vorhersehbaren Risiken und Unannehmlichkeiten gegen den zu erwartenden Nutzen für den einzelnen Prüfungsteilnehmer und die Gesellschaft abgewogen werden. Eine klinische Prüfung sollte nur begonnen und fortgesetzt werden, wenn die zu erwartenden Vorteile die Risiken rechtfertigen.

3. Die Rechte, die Sicherheit und das Wohl der Prüfungsteilnehmer genießen oberste Priorität und haben Vorrang vor den Interessen von Wissenschaft und Gesellschaft.

4. Die vorliegenden präklinischen und klinischen Informationen zu einem Prüfpräparat sollten die vorgeschlagene klinische Prüfung hinreichend unterstützen.

5. Klinische Prüfungen sollten wissenschaftlich fundiert sein und in einem klar formulierten, detaillierten Prüfplan beschrieben werden.

6. Eine klinische Prüfung sollte in Übereinstimmung mit dem Prüfplan durchgeführt werden, der zuvor durch ein Institutional Review Board (IRB)/ eine unabhängige Ethik-Kommission (IEC) genehmigt/zustimmend bewertet wurde.

7. Die medizinische Versorgung der Prüfungsteilnehmer sowie die in ihrem Namen getroffenen medizinischen Entscheidungen sollten immer von einem qualifizierten Arzt oder gegebenenfalls einem qualifizierten Zahnarzt verantwortet werden.

8. Jede an der Durchführung einer klinischen Prüfung beteiligte Person sollte durch Aus- und Weiterbildung sowie berufliche Erfahrung für die Ausführung ihrer jeweiligen Aufgabe(n) entsprechend qualifiziert sein.

9. Vor der Teilnahme an einer klinischen Prüfung sollte von jedem Prüfungsteilnehmer eine freiwillig abgegebene Einwilligungserklärung nach vorheriger Aufklärung eingeholt werden.

10. Alle klinischen Prüfungsdaten sollten so aufgezeichnet, behandelt und aufbewahrt werden, dass eine korrekte Berichterstattung, Interpretation und Überprüfung möglich ist.

11. Die vertrauliche Behandlung der Aufzeichnungen, anhand derer die Identifizierung der Prüfungsteilnehmer möglich wäre, sollte gewährleistet sein, wobei die Regelungen zum Schutz der Privatsphäre und zur Wahrung der Vertraulichkeit gemäß den geltenden gesetzlichen Bestimmungen eingehalten werden sollten.

12. Herstellung, Handhabung und Lagerung der Prüfpräparate sollten gemäß der geltenden Guten Herstellungspraxis (GMP, Good Manufacturing Practice) erfolgen. Sie sollten gemäß dem genehmigten Prüfplan angewendet werden.

13. Es sollten Systeme mit Maßnahmen eingeführt werden, die die Qualität jedes Aspektes der klinischen Prüfung gewährleisten.«

(Leitlinie zur Guten Klinischen Praxis, S. 18–19)

1 Klinische Arzneimittelstudien in Arztpraxen und Kliniken – eine Herausforderung!

Neben der ethischen Problematik ist vor der Einführung von klinischen Studien in einer Klinik oder Praxis die Logistik zu beachten. Grundsätzlich unterscheiden sich die Struktur und die organisatorischen Abläufe in Praxen und Kliniken von der Organisation, die eine moderne klinische Studie erfordert. Eine medizinische Einrichtung ist dazu da, viele Patienten gut und kompetent, je nach ihrer Erkrankung und ihrem Bedürfnis zu betreuen. Eine zumeist relativ variable und durch den Bestellplan oder den Stationsablauf strukturierte Organisationsform soll dies gewährleisten.

Oft müssen viele Entscheidungen gleichzeitig oder kurz nacheinander getroffen werden. Viele noch unerfahrene Prüfer unterliegen dem fundamentalen Irrtum, Studien könnten nebenbei in einer Sprechstunde oder in einer operativ entstandenen Lücke im Stationsablauf durchgeführt werden. Vielleicht wird auch angenommen, dass ein Assistenzarzt, der gerade nicht anderweitig beschäftigt ist, die Studienvisite durchführen kann. Dabei hat eine klinische Studie eine völlig eigene Struktur, folgt einem weitgehend formalisierten Ablauf, der durch einen detaillierten Prüfplan streng festgelegt wird. Die notwendigen Untersuchungen des Studienpatienten müssen abgearbeitet werden, was manchmal für einen Patienten mehrere Stunden Zeit erfordert.

Grundsätzlich kann eine Studienvisite nur ein ausreichend geschulter Prüfer durchführen. Teilaufgaben können von entsprechend erfahrenem Pflegepersonal, den sogenannten Studienassistenten, nach einer vorher festgelegten Verantwortlichkeitsliste (engl.: Site Delegation List) erledigt werden.

»Einerseits stöhnen die Patienten manchmal über die zeitliche Belastung durch die notwendigen Studienprozeduren, andererseits fühlen sie sich auch in ihrer Erkrankung ernst genommen und gründlich untersucht. Jedenfalls zeigen Evaluationsbögen aus einigen Praxen, dass die meisten Patienten die Betreuung in einer Studie als sehr befriedigend wahrnehmen (Schulze et al. 2005).«

Die Entscheidung, in der eigenen Praxis oder in einer Klinik klinische Studien durchzuführen, ist richtungsweisend für die Organisation und die Struktur der betreffenden Einrichtung. Spezielle Zeitfenster sollten eingerichtet, das notwendige Equipment muss bereitgestellt, die Ärzte, Pflegepersonen, medizinischen Fachangestellten, Psychologen und MTAs auf die neuen Herausforderungen vorbereitet oder sogar entsprechend qualifiziert werden. Sinnvoll ist z. B. die Qualifikation des Pflegepersonals und der medizinischen Fachangestellten zu Studienassistenten (engl.: Study Nurse). Dafür werden von verschiedenen Institutionen spezielle Kurse angeboten. In klinische Prüfungen einbezogene Ärzte, die Prüfer, müssen einen Kurs zu den Grundlagen klinischer Prüfungen beziehungsweise zu »Guter Klinischer Praxis« absolvieren (siehe auch 15. Novelle des AMG § 40 (1) Pkt. 5).

Haben Sie die organisatorischen und technischen Rahmenbedingungen in Ihrer Praxis geschaffen, kann die erste Studie beginnen. Die Frage, ob sich die Durchführung von klinischen Studien mit einem klinischen Alltag verträgt, kann dann mit einem klaren »Ja« beantwortet werden.

Die Integration von klinischen Studien in eine Klinik oder Praxis kann für die gesamte Institution, auch für deren Mitarbeiter, zu einer großen Bereicherung der Arbeit führen.

2   Der erste Kontakt mit einer Studie

Wie vieles in der heutigen Zeit beginnt es mit einem Anruf oder einer E-Mail. Jemand von einer Pharmafirma fragt an, ob Sie Interesse an einer Studienteilnahme haben. Wenn ja, werden Sie gebeten, ein Papier zu unterzeichnen, in dem Sie sich dazu verpflichten, alle studienbezogenen Informationen vertraulich zu behandeln. Danach erhalten Sie in der Regel einen Fragebogen (engl.: Feasibility Questionnaire) und eine kurze inhaltliche Zusammenfassung der geplanten Studie, eine Synopsis.

Mit diesem Fragebogen will der Auftraggeber (Pharmafirma oder ein Auftragsforschungsinstitut) meist drei Fragen beantwortet haben:

1. Wie viele Patienten betreuen Sie in dieser Indikation?
2. Verfügen Sie über die notwendige räumliche und technische Ausrüstung?
3. Haben Sie bereits Studienerfahrung?

In der Regel ist die erste Frage die mit der größten Relevanz. Sie ist außerdem äußerst schwierig bereits jetzt objektiv zu beantworten, weil Sie erst ganz wenige Details der Studie kennen. Hier kann keine allgemeine Antwort gegeben werden. Wenn Sie bisher erst wenige Studien durchgeführt haben, gehen Sie wahrscheinlich von folgenden Überlegungen aus:

Ein Beispiel:

- Sie behandeln 100 Diabetespatienten pro Quartal. Bei einem möglichen Einschlusskriterium von Patienten im Alter von 18 bis 65 Jahren rechnen Sie vielleicht 10 % aufgrund ihres Alters ab und kommen auf 90 Patienten.
- Laut Einschlusskriterien müssen die Patienten vorbehandelt sein. Damit würden vielleicht noch einmal 5 % aller Patienten mit Erstdiagnose herausfallen. Es bleiben dann 85 Patienten.
- Vielleicht rechnen Sie noch einmal 10 % ab, die aus sonstigen Gründen nicht teilnehmen können. Sie geben jetzt 75 mögliche Studienpatienten auf dem Fragebogen an.

Wir würden von etwa 10 Patienten ausgehen. Warum? Sie liegen mit Ihrer Schätzung in der Regel zu hoch, weil die Ausschlusskriterien nicht ausreichend berücksichtigt werden. Hier gilt, der »Teufel liegt im Detail«.

Zum Beispiel:

- doppelte Kontrazeption wird von Frauen gefordert;
- abweichende Laborwerte werden nur in einem sehr engen Rahmen zugelassen;
- lange Liste an ausgeschlossenen Begleiterkrankungen bzw. Begleitmedikamenten;
- Patienten weigern sich, ihre Zustimmung zu geben, weil sie kein »Versuchskaninchen« sein wollen bzw. einfach Angst haben (s. a. Kapitel 8).

Praxistipp:
Geben Sie von Anfang an eine eher pessimistische Schätzung ab, damit Sie später nicht auf eine zu hohe Zahl festgelegt werden.

Das Ausfüllen dieses »Feasibility Questionnaire« ist vergleichbar mit dem Angebot eines Handwerksbetriebs zur Auftragsakquise. Sollten Sie beim Ausfüllen mancher Punkte unsicher sein, rufen Sie den Absender an!

Praxistipp:
Bei dieser Gelegenheit können Sie auch fragen, ob eine Aufwandsentschädigung für das Ausfüllen dieses Fragebogens vorgesehen ist. Wenn Sie die Fragen wirklich ernsthaft beantworten, sind Sie bei sieben Seiten etwa eine Stunde beschäftigt.

Wollen Sie nicht auf den Anruf der Pharmafirma warten, stehen Ihnen folgende Möglichkeiten zur Studienakquise zur Verfügung:

- Lassen Sie sich durch einen Kollegen mit Studienerfahrung empfehlen. Pharmafirmen sind ständig auf der Suche nach motivierten und qualifizierten Prüfzentren.
- Sie können sich in einer Datenbank für interessierte Prüfer registrieren lassen. Anbieter solcher Datenbanken sind entweder Pharmafirmen direkt oder Auftragsforschungsinstitute (engl.: Contract Research Organization), die die Studien im Auftrag der Pharmaindustrie durchführen.

Auch auf Ihrer eigenen Webseite können Sie Ihr Studieninteresse und Ihre entsprechende Qualifikation dokumentieren.

3 Der zweite Kontakt – ein orientierender Besuch durch den Auftraggeber

Wenn nach dem ersten Kontakt beide Seiten Interesse an einer Zusammenarbeit haben, findet ein erster Besuch zum gegenseitigen Kennenlernen statt. Dieser wird von einer Monitorin (oder auch engl.: Clinical Research Associate) durchgeführt.

Hinweis:
Ein Monitor ist kein Pharmareferent! Eine solche missverständliche Gleichsetzung kann die erste Kommunikation sehr erschweren.

Dieser Besuch wird in der Regel als Vor- oder Zentrumsauswahlbesuch (engl.: Pre-Study Visit oder Site Selection Visit) bezeichnet. Dabei werden die materiellen, personellen und zeitlichen Ressourcen des Prüfzentrums besprochen (siehe auch GCP-V § 7 (3) 8).

Als Ergebnis beschreibt der Monitor in einem Bericht, wie diese Punkte erfüllt sind und somit eine Eignung des Prüfzentrums für die geplante Studie gegeben ist oder nicht.

Praxistipp:
Prüfer und Monitor sollten sich über die Auswahlkriterien als Prüfzentrum im Rahmen eines Vorbesuchs tatsächlich verständigen.

Bericht einer Monitorin:
»Als Monitorin musste ich in einem Krankenhaus einen Vorbesuch durchführen. Den Termin hatte ich bereits vier Wochen im Voraus vereinbart und außerdem mitgeteilt, dass ich den verantwortlichen Prüfer für etwa 30 Minuten sprechen wollte, um den Prüfplan und vor allem die Ein- und Ausschlusskriterien vorzustellen. Als das Treffen nach einer Stunde Wartezeit mit dem Arzt endlich stattfand, hatte dieser so wenig Zeit, dass nur noch die notwendigen Unterschriften eingeholt werden konnten. Zum Beispiel für das ›Financial Disclosure‹, in dem der Prüfer bestätigt, kein finanzielles Interesse am Ergebnis der Studie zu haben. Gerade noch konnte ich dem Arzt eine Aussage zur Anzahl möglicher Studienpatienten abringen.

Für die wichtige Diskussion der Ein- und Ausschlusskriterien blieb leider keine Zeit mehr. Zum Glück hatte ich im Anschluss noch die Gelegenheit, mit zwei Studienkoordinatoren (auch Studienassistenten genannt) zu sprechen. Dabei stellte sich heraus, dass sie bereits für etwa 30 Studien verantwortlich waren. Dies zeigte mir einerseits, dass sie selbst sicherlich über ausreichend Studienerfahrung verfügen, jedoch andererseits war dies ein Hinweis darauf, dass es sich dabei möglicherweise um konkurrierende Studien handeln könnte. Konkurrierende Studien sind solche mit gleicher Indikation für die geplante Rekrutierung von Studienpatienten. Das Zentrum mit seinen Räumlichkeiten und seiner Ausstattung konnte ich mir noch ansehen. Die Beurteilung der Eignung dieses Prüfzentrums fiel mir schwer, weil ich nun nicht wirklich einschätzen konnte, ob der potentielle Prüfer und das Studienpersonal tatsächlich auch Zeit für die Durchführung der Studie haben. Ich beschrieb in meinem Besuchsbericht sachlich meine Beobachtungen. Die endgültige Entscheidung über die Eignung eines Zentrums fällt der Auftraggeber.

Eine Kollegin berichtete mir von einem anderen Prüfzentrum, dessen Personal einerseits keine Zeit hatte und andererseits auch nicht entsprechend qualifiziert war. Der Auftraggeber wollte aus marketingtechnischen Gründen dieses Zentrum trotzdem in die klinische Prüfung mit aufnehmen. Solche – für den Monitor sehr schwierige Situationen – sind zum Glück Einzelfälle.«

Zusammenfassend sind folgende Faktoren für die Auswahl eines Prüfzentrums von Bedeutung:

1. Renommee des Arztes auf seinem Fachgebiet: Handelt es sich beispielsweise um einen sogenannten Meinungsführer bzw. verfügt der Prüfer über langjährige klinische Erfahrung in der gesuchten Indikation?
2. Glaubwürdige Angaben über die Anzahl potentieller Studienpatienten
3. Konzeption des Auftraggebers für die geplante Studie. Meist besteht eine genaue Vorstellung darüber, wie viele Zentren benötigt werden und wie deren regionale Verteilung aussehen soll. Bei seltenen Indikationen haben potentielle Prüfer daher größere Chancen, ausgewählt zu werden.
4. Motivation des Prüfers für eine Studienteilnahme; kommerzielle Gründe allein reichen hier nicht aus!

Ein Vorbesuch aus der Sicht eines Prüfers:
»Es kommt also jetzt darauf an, mein Zentrum zu präsentieren. Es ist sinnvoll, sich auf diesen ersten Besuch etwas vorzubereiten. Zunächst sollte etwa eine Stunde Zeit im Praxis- oder Stationsalltag reserviert werden. Im Idealfall sollte das gesamte Studienteam (Prüfer, Studienkoordinatoren, Studienschwestern) daran teilnehmen. Es ist gut, wenn es dabei gelingt, eine angenehme Atmosphäre zu schaffen.«

Konkret sollte Folgendes vorbereitet werden:

1. Lebensläufe (unterschrieben und datiert, möglichst in englischer Sprache) für das gesamte Studienpersonal. Hierbei sind nicht die Anzahl der Geschwister und die private Adresse gefragt, sondern ausschließlich die berufliche und fachliche Qualifikation sowie Angaben über bisher durchgeführte Studien (einschließlich Phase, Indikation und Jahr).

2. Nachweis der Qualifikation als Prüfer bzw. des Studienteams, d. h. dass möglichst alle ein entsprechendes GCP-Training absolviert haben. Gemäß Arzneimittelgesetz sind GCP-Kenntnisse inzwischen zwingend notwendig (siehe auch GCP-V § 7 (3) 6).

»(4.1) Qualifikation des Prüfers …:
(4.1.1) Ein Prüfer sollte durch Aus- und Weiterbildung sowie berufliche Erfahrung entsprechend qualifiziert sein, um die Verantwortung für die Durchführung der klinischen Prüfung zu übernehmen. Er sollte alle Qualifikationen, die durch die geltenden gesetzlichen Bestimmungen gefordert werden, vorweisen und sie anhand eines aktuellen Lebenslaufs und/oder relevanter Unterlagen, die vom Sponsor, dem IRB/der unabhängigen Ethik-Kommission und/oder der/den zuständigen Behöre(n) angefordert werden, nachweisen …
(4.1.3) Der Prüfer sollte die Gute Klinische Praxis (GCP) sowie die geltenden gesetzlichen Bestimmungen kennen und sie beachten.«
(Leitlinie zur Guten Klinischen Praxis, S. 25)

Folgende Einrichtungen bieten Fortbildungen an: die Koordinierungszentren für Klinische Studien (KKS Netzwerk) oder ähnliche Einrichtungen. Sie sind an den meisten deutschen Universitätskliniken bzw. Medizinischen Fakultäten, beispielsweise in Berlin, Dresden, Düsseldorf, Essen, Freiburg, Halle, Heidelberg, Köln, Leipzig, Mainz, Marburg, Münster, München, Regensburg vertreten und führen in regelmäßigen Abständen Fortbildungsveranstaltungen für Prüfer und Studienassistenten, aber auch für Leiter der Klinischen Prüfung und Monitore durch.

Weitere Anbieter von GCP-Schulungen sind beispielsweise: berliner-seminare (Berlin), CenTrial GmbH (Ulm/Tübingen), Comprehensive Cancer Center Mainfranken und die Deutsche Gesellschaft für Pharmazeutische Medizin e. V.

Neben der Qualifikation des Studienpersonals ist der wichtigste Punkt eines Vorbesuchs die Frage nach der möglicherweise zu rekrutierenden Anzahl an Patienten. Hierfür lohnen:

1. Durchsicht der eigenen Patientendatenbank, um eine möglichst realistische Voraussage treffen zu können.
2. Schon während des Vorbesuchs sollte diskutiert werden, welche Rekrutierungsstrategien für diese spezifische Studie infrage kommen können (Zeitungsanzeigen, Flyer mit Kurzvorstellung der Studie für überweisende Hausärzte, Fahrtkostenerstattung für Studienpatienten).
3. Lesen der Synopsis mit dem Studienablauf und den Ein- und Ausschlusskriterien, um jetzt auf mögliche Schwierigkeiten in der praktischen Umsetzung des Prüfplans hinzuweisen.

Der Monitor prüft in der Regel auch das Vorhandensein der notwendigen Ausstattung, wie eine geeichte Waage, den Medikamentenschrank mit Minimum-Maximum-Thermometer, Tiefkühlschrank, eine Zentrifuge, die Notfallausrüstung (Defibrillator), Arbeitsplatz für den Monitor, Internetzugang usw.

Sollte Ihnen der Monitor die Frage stellen, ob Sie überhaupt Zeit für die Studiendurchführung haben, lohnt es sich, über diese Frage genau nachzudenken. Zeitmangel ist oftmals schlicht der Grund, warum so viele initiierte Prüfzentren keinen Patienten einschließen. Dies gilt insbesondere für Kliniken.

»(4.2) Angemessene Ressourcen

(4.2.1) Der Prüfer sollte (z. B. auf der Grundlage retrospektiver Daten) darlegen können, dass die erforderliche Anzahl geeigneter Prüfungsteilnehmer innerhalb des vereinbarten Zeitraums rekrutiert werden kann.

(4.2.2) Der Prüfer sollte ausreichend Zeit haben, um die klinische Prüfung innerhalb des vereinbarten Prüfungszeitraums ordnungsgemäß durchzuführen und abzuschließen.

(4.2.3) Dem Prüfer sollten für den vorgesehenen Prüfungszeitraum qualifiziertes Personal in ausreichender Zahl und entsprechende Einrichtungen zur Verfügung stehen, damit die klinische Prüfung ordnungsgemäß und sicher durchgeführt werden kann.

(4.2.4) Der Prüfer sollte sicherstellen, dass alle Personen, die an der klinischen Prüfung mitarbeiten, über den Prüfplan, das/die Prüfpräparat(e) sowie über ihre prüfungsbezogenen Pflichten und Aufgaben ausreichend informiert sind.«

(Leitlinie zur Guten Klinischen Praxis, S. 25)

Praxistipp:

Am Ende dieses »Pre-Study Visits« sollten Sie Ihr Interesse an dieser Studie kritisch reflektieren – es ist auch möglich, dass Sie zu dem Ergebnis kommen, dass Sie nicht teilnehmen wollen. Sollten Sie keinerlei wissenschaftliches Interesse an der Studie haben, empfiehlt es sich, die Teilnahme abzulehnen. Manchmal ist das die bessere Entscheidung, die nicht nur Ihnen, sondern auch dem Auftraggeber Geld und Ärger erspart.

Nach dem »Pre-study Visit« wird Ihnen mitgeteilt, ob Sie für die Studie ausgewählt wurden, und Sie erhalten einen Prüfervertrag.

4   Prüfervertrag – keine Nebensache

> »(4.9.6) Die finanziellen Gesichtspunkte der klinischen Prüfung sollten in einer Verein-barung zwischen dem Sponsor und dem Prüfer/der Institution dokumentiert sein.
> (4.9.7) Auf Ersuchen des Monitors, Auditors, des IRB/der unabhängigen Ethik-Kommis-sion oder der zuständigen Behörde(n) sollte der Prüfer/die Institution alle geforderten prüfungsbezogenen Aufzeichnungen für den direkten Zugang zur Verfügung stellen.«
> (Leitlinie zur Guten Klinischen Praxis, S. 33–34)

Unbedingt sollten im Prüfervertrag folgende Punkte geregelt werden:

- Handelt es sich um eine klinische Prüfung im Sinne des Arzneimittelgesetzes (AMG) oder Medizinproduktgesetzes (MPG)?
- Titel der Prüfung
- Grundlage dieses Vertrags ist der Prüfplan (Anlage des Vertrags)
- Wer ist der Sponsor? (Definition: siehe auch 15. Novelle des AMG § 4 (24))
- Pflichten des Sponsors: Genehmigungsverfahren bei der Ethik-Kommission und Bundesoberbehörde (siehe auch GCP-V § 7 (1), (2)), Abschluss einer Patienten-versicherung, Information der Prüfer über die Prüfmedikation
- Erfüllt der Sponsor – stellvertretend für Sie, Ihre Meldepflichten gemäß § 67 AMG, das heißt, dass er Ihre Teilnahme an der klinischen Prüfung bei der für Sie verantwortlichen Landesbehörde (Landesdirektion oder Regierungspräsi-dium) anzeigt und schließlich auch wieder abmeldet.
- Bereitstellung der Prüfmedikation und sämtlicher Studienmaterialien sowie deren Rücknahme durch den Sponsor
- Regelungen zur Qualitätssicherung wie Monitoring, Audit oder Inspektionen während der normalen Geschäftszeiten
- Pflichten des Prüfers: Bereitstellung der für die Genehmigungsverfahren erfor-derlichen Unterlagen, wie ein wissenschaftlicher Lebenslauf, Qualifikation des Prüfzentrums, Bereitstellung der notwendigen personellen und apparativen Res-sourcen, Einhaltung des Prüfplans einschließlich der Erfüllung der Meldepflich-ten (schwerwiegende unerwünschte Ereignisse), Dokumentation gemäß GCP, Einschluss allein von Patienten, die eingewilligt haben
- Verantwortung des Prüfers für die medizinische Behandlung und Betreuung der Patienten während der klinischen Prüfung

- Einhaltung der Archivierungsfrist (in der Regel: 10 Jahre)
- Unabhängig vom Ausgang der Studie sollten die Ergebnisse veröffentlicht werden.
- Wem gehören die Daten?
- Geheimhaltung aller studienrelevanten Informationen
- Geltungsdauer bzw. Gründe für die beiderseitig mögliche Vertragskündigung
- Regelung der Vergütung/Aufwandsentschädigung für den Prüfer und der Fahrtkosten für die Patienten

Bericht eines Prüfers:
»Jahrelang habe ich zunächst als neuer, später auch als erfahrener Prüfer die mir vorgelegten Verträge blind unterschrieben. Im Laufe der Zeit gab es viele Situationen, in denen ich mich über Vertragsdetails geärgert habe bzw. erst später begriff, worauf ich mich eingelassen hatte. Erst dann habe ich angefangen, die Prüferverträge kritisch zu lesen und über einzelne Punkte mit dem Auftraggeber zu verhandeln. Gelegentlich sehen Prüferverträge vor, den Aufwand erst nach Abschluss der gesamten Studie zu honorieren. Hier dringe ich unbedingt auf eine quartalsweise Abrechnung. Wichtig ist auch darauf zu achten, ob Patienten, die bereits nach dem Screening aus der Studie herausfallen (engl.: Screening Failure) bezahlt werden.«

Einer der wichtigen, wenn auch nicht der wichtigste Punkt ist die Honorierung der Studie. Die vom Auftraggeber angebotenen Beträge erscheinen auf den ersten Blick oft hoch. Aber Vorsicht! Mit dieser Aufwandsentschädigung sollen alle zeitlichen und finanziellen Aufwendungen des Prüfzentrums abgegolten werden. Zu beachten ist, dass in der Regel dieser Betrag nur für rekrutierte Patienten bezahlt wird.

Es ist für den Prüfer im Vorfeld nicht leicht, den tatsächlichen Gesamtaufwand abzuschätzen. Folgende Fragen können für eine Zeit- und Kostenkalkulation hilfreich sein:

Vor Studienbeginn:

- Zeit für die Vorbereitung und den »Pre-Study Visit«
- Die Teilnahme am obligatorischen Prüfertreffen vor jedem Studienbeginn kann bis zu drei Tage dauern und meist sind zwei Teammitglieder eingebunden.
- Zur Vorbereitung eines Studienbeginns sind oftmals zusätzliche Qualifikationen für studienbezogene Testverfahren, Untersuchungsmethoden und die Dokumentation der Studiendaten (elektronische Erhebungsbögen) zu erwerben.
- Vorbereitung für den Initiierungsbesuch, der bei aufwendigen Studien bis zu acht Stunden dauern kann (siehe Kapitel 6)

Bericht eines Prüfers:
»Manchmal gibt es unangenehme Überraschungen. Ich hatte sehr viel Zeit und Mühe in die Vorbereitung einer Studie investiert, als mich plötzlich das Stoppsignal erreichte. Die Studie wurde abgesagt. Die Ethik-Kommission hatte die geplante

Phase-III-Studie nicht zustimmend bewertet, weil das Ergebnis der Phase II noch nicht vorlag. Der bisherige Aufwand war also umsonst.«

Aus diesem Grund wird in der letzten Zeit in den Prüferverträgen auch eine Aufwandsentschädigung für die Startphase, eine sogenannte »Start up Fee« festgelegt.

Für die bessere Abschätzung der Kosten, die während der Studie entstehen, sollten folgende Punkte berücksichtigt werden:

• Zeit für das Screening nach potentiell geeigneten Studienpatienten (z. B. in der Praxisdatenbank, durch persönliche Gespräche oder Telefonate mit Hausärzten und potentiellen Patienten)
• Zeit für das Aufklärungsgespräch mit den Patienten
• Wie lange muss der Patient insgesamt überwacht, betreut oder sogar stationär aufgenommen werden?
• Wie viel Zeit muss sich der Prüfer für die einzelnen Untersuchungen und deren Dokumentation nehmen?
• zeitlicher Aufwand einer Studienassistentin für: Terminplanung, Durchführung und Versendung von EKGs, Aufbereitung und Versand der Laborproben, Übertragung der Daten aus der Patientenakte in den Papier- oder elektronischen Erhebungsbogen (engl.: Case Report Form), Beantwortung von Rückfragen aus dem Labor oder dem Datenmanagement
• weiteres medizinisches Personal: zusätzliche Untersuchungen (z. B. MRT, Audiogramm) oder psychologische Testungen durch unabhängige Untersucher (Rater)
• Wie viel Zeit muss für die Betreuung des Monitors im Zentrum eingeplant werden?
• Wie lange benötigt man für die Abrechnung der Fahrtkosten der Patienten?
• Wie viel Zeit muss für die Rechnungsstellung und deren Überprüfung eingerechnet werden?
• Anschaffungskosten von zusätzlichen Geräten (z. B. geeichte Messinstrumente, temperaturgeregelte Kühlschränke (Tipp: »Weinkühlschrank«) oder sogar ein Kühlschrank bis –20 °C).

Und nach Abschluss einer Studie:

• Labormaterial muss zurückgeschickt bzw. entsorgt werden
• Archivierung der studienbezogenen Dokumentation wie die Original-Patientendokumente, Patienteninformationen/Einwilligungserklärungen, Labor- und EKG-Berichte, Fragebögen ...

Praxistipp:
Fordern Sie die regelmäßige Abrechnung der abgeschlossenen und monitorierten Visiten an. Sie haben dann die Gelegenheit, entsprechend der festgelegten Modalitäten im Prüfervertrag dem Auftraggeber eine Rechnung zu stellen.

Prinzipiell bietet sich eine möglichst realistische Abschätzung der dem Prüfzentrum entstehenden Kosten auch bei den prüferinitiierten oder sogenannten nicht-kommerziellen Studien an, auch wenn hierbei eine vollständige Kostendeckung oftmals sehr schwierig ist.

Problematisch wird die Rekrutierung vor allem dann, wenn parallel »gut« finanzierte Studien im direkten Auftrag der Pharmaindustrie in derselben medizinischen Indikation, sozusagen als Konkurrenz, stattfinden.

Aufwandsentschädigung für Patienten

Außer Probanden, die an klinischen Prüfungen der Phase I teilnehmen, dürfen Patienten in der Regel nicht für die Teilnahme an einer klinischen Prüfung bezahlt werden. Unter anderem soll so verhindert werden, dass Patienten allein aus finanziellen Gründen an klinischen Prüfungen teilnehmen. Nur die unmittelbaren Kosten, die durch den Studienbesuch für den Patienten der klinischen Prüfungen der Phasen II bis IV entstehen, dürfen erstattet werden. Dazu gehören die Fahrtkosten sowie eventuelle Verpflegungskosten. Reist der Patient mit dem eigenen Auto an, werden ihm in der Regel 30 Cent pro Kilometer erstattet. Parkgebühren werden zusätzlich vergütet. Taxikosten können meist bis zu einem Betrag von 50 Euro für eine Strecke abgerechnet werden. Einfacher für alle Beteiligten sind mit dem Sponsor vereinbarte Reisekostenpauschalen für jeden Besuch.

Praxistipp:
Alle Rechnungen und Quittungen des Patienten aufheben! Ausbezahlte Beträge vom Patienten quittieren lassen.

5 Prüfertreffen – wozu?

Ein Prüfertreffen ist ein weiterer Meilenstein auf dem Weg zum Studienbeginn. Es dient dazu, den Prüfer erstmalig ausführlich über die Prüfsubstanz, das Studiendesign und die Studienorganisation zu informieren. Dieses Training findet oft an einem Wochenende und an schönen Orten statt. Auf der Agenda eines solchen Treffens stehen zumeist folgende Punkte:

1. *Prüfmedikation:* Unerlässlich für alle Prüfer ist eine ausführliche Information über die bisherigen Erfahrungen mit dem zu testenden Wirkstoff. Insbesondere das Sicherheitsprofil ist relevant, um auf mögliche Nebenwirkungen vorbereitet zu sein. Ohne Vertrauen in das Prüfpräparat kann der Prüfer nur schwer Patienten für die Mitarbeit an einer Studie gewinnen (siehe auch 15. Novelle des AMG § 40 (1) Pkt. 7).
2. *Synopsis:* Es werden detailliert das Studiendesign (z. B. multizentrisch, randomisiert und doppelblind), die primären und sekundären Zielparameter (Endpunkte), die Ein- und Ausschlusskriterien, die Fallzahl und der Ablauf der Studie (engl.: Flow Chart) erläutert.
3. *Umgang mit Sicherheitsmeldungen:* Dokumentation und Meldungen von unerwünschten und schwerwiegenden unerwünschten Ereignissen
4. *Studienorganisation:* Logistik der Prüfmedikation, Ablauf der Randomisierung, Umgang mit dem Zentrallabor, Versand von elektronischen EKGs, Eingabe der Daten in Erhebungsbögen (engl.: Case Report Form)
5. *Training der Rater:* Spezielle Untersuchungsmethoden werden mit einem entsprechend qualifizierten Personenkreis trainiert, um zu vergleichbaren Ergebnissen bei der Bewertung der Patienten zu kommen. Oft müssen entsprechende Zertifikate als zusätzliche Voraussetzung für eine Studienteilnahme erworben werden.
6. *Organisationsstruktur:* Die Vertreter des Auftraggebers und die Prüfer lernen sich kennen.

Wie bei allen Fortbildungen und Konferenzen gibt es gelungene und weniger gelungene Veranstaltungen.

Bericht eines Prüfers:
»Ich war zu zwei Prüfertreffen in Prag. Bei dem ersten Treffen entwickelte sich ein reges Gespräch zwischen den Vertretern des Projektmanagements und den Prüfern.

Am Abend saßen wir in einem gemütlichen Prager Keller und es entstand ein Sängerwettstreit zwischen den einzelnen nationalen Tischen. Die Studie lief hervorragend. Die Rekrutierungsziele wurden souverän erreicht.

Bei dem zweiten Treffen lief ich vom Flugzeug direkt zum Flughafenhotel. Am nächsten Tag saß ich in einem großen Saal und mir wurden acht Stunden lang diverse Power-Point-Präsentationen vorgeführt. Die einzige Kommunikation hatte ich zu einem TED-Gerät, ansonsten sprach ich mit keinem einzigen Menschen. Nach diesem »Treffen« gelang es mir nicht, auch nur einen Patienten für diese Studie zu rekrutieren. Mein Studienzentrum wurde nach einem Vierteljahr geschlossen. Deshalb die fundamentale Aussage meiner Studienassistentin ›Wie das Prüfertreffen – so die Studie‹.«

Tipps für Monitore:
1. Der Monitor stellt sich persönlich jedem Prüfer, für den er verantwortlich ist, vor. »Ein Bild sagt mehr als tausend Worte.«
2. Es ist sinnvoll, die Prüfer eines Landes miteinander bekannt zu machen. Beispielsweise kann der Monitor für alle Zentren seines Landes einen Tisch zum gemeinsamen Dinner organisieren.
3. Der Monitor kann den Kontakt zu allen wichtigen Personen der Studie vermitteln. Zu nennen ist hier insbesondere der medizinische Monitor, der bei Unklarheiten bezüglich der Ein- und Ausschlusskriterien kontaktiert wird. Auch den Projektmanager sollte der Prüfer kennen.

Tipps zur Organisation:
Präsentationen in einer fremden Sprache zu folgen, ist – unter uns gesagt – immer eine Herausforderung und keiner ist vor Missverständnissen oder vorzeitiger Ermüdung gefeit. Das Training für Untersuchungsmethoden sollte deshalb in kleinen Gruppen in der jeweiligen Landessprache erfolgen, einschließlich der zugehörigen Dokumentationen bzw. Erläuterungen. Auch Diskussionsrunden sind meist nur im kleinen Kreis sinnvoll.

Tipps für die Prüfer:
Die Teilnahme an einem Prüfertreffen lohnt sich – nicht nur aus touristischen Gründen ☺. Auch Studienassistenten sollten möglichst eingeladen werden. Neben der notwendigen Information können Sie ihnen auch so Ihre Wertschätzung vermitteln. Bei einem gelungenen Prüfertreffen werden Ihnen neben den »harten« auch »weiche« Informationen vermittelt, die Sie sonst nicht erhalten würden.

Bei den Prüfer-initiierten Studien wird oft überlegt, aufgrund des geringen Budgets nur Prüfertreffen und keine Initiierungsbesuche stattfinden zu lassen und ausschließlich so die entsprechenden Informationen zu vermitteln. Prinzipiell mag das aus Sicht der Prüfer auf den ersten Blick aufgrund des geringeren Zeitbedarfs attraktiv erscheinen. Im Sinne einer reibungslosen Studiendurchführung ist ein Initiierungsbesuch vor Ort jedoch dringend zu empfehlen.

6 Initiierung – jetzt geht's los!

Endlich ist es soweit – alle regulatorischen Hürden sind genommen, jetzt kann die Studie mit der Initiierungsvisite beginnen.

Eine Initiierung darf erst erfolgen, wenn:

- die zustimmende Bewertung der Ethik-Kommission vorliegt und die Bundesoberbehörde die Studiendurchführung genehmigt hat (siehe auch 15. Novelle des AMG § 40 (1))
- die Prüfer und die klinische Prüfung bei der lokalen Behörde angezeigt wurden (siehe auch 15. Novelle des AMG § 67 (1))
- der Prüfervertrag von allen Parteien und die Einhaltung des Prüfplans unterschrieben vorliegen.

Es sollten zu diesem Termin möglichst die Prüfmedikation, die Erhebungsbögen, der Prüfzentrumsordner (engl.: Investigator Site File) und alle weiteren Studienmaterialien (z. B. Laborkits, EKG-Gerät) im Zentrum vorliegen.

Um dieses Treffen effektiv zu gestalten und die Scheu vor dem ersten Studienpatienten zu nehmen, ist eine gute Struktur der Initiierungsvisite das »A und O«. Der Monitor überlegt im Vorfeld, welche Inhalte für welchen Personenkreis relevant sind. In der Regel verfügt der Prüfer über ein Zeitbudget von zwei Stunden. Das weitere Personal hat etwas mehr Zeit.

Mögliche Agenda für das *gesamte Studienteam* (ca. zwei Stunden):

- Vorstellung des Prüfplans anhand der Synopsis, insbesondere der Ein- und Ausschlusskriterien (Hinweis auf besonders kritische Punkte, wie enge Grenzen in der erlaubten Kreatinin-Clearence oder bei Leberwerten), erlaubte beziehungsweise nicht erlaubte Begleitmedikation und zu erwartende Nebenwirkungen
- Diskussion von Rekrutierungsstrategien
- detaillierter Ablauf der Patientenaufklärung
- Diskussion wesentlicher Punkte der Investigator's Brochure (vor allem: unerwünschte Ereignisse bei vorherigen Studien)
- Sicherheitsmeldepflichten des Prüfers ([schwerwiegende] unerwünschte Ereignisse)
- Randomisierung einschließlich detaillierter Erläuterung des Randomisierungsprozesses (via Internet oder Telefon)
- Procedere bei vorzeitigem Studienabbruch

- Umgang mit der Prüfmedikation: innerhalb des Prüfzentrums und gegenüber dem Patienten (Prüfung der Lagerbedingungen einschließlich Temperaturkontrolle)
- Besprechung und Dokumentation der Aufgabenverteilung
- Besprechung des detaillierten Studienablaufs für den einzelnen Patienten anhand des Ablaufplans oder Erhebungsbogens
- Umgang mit Prüfplanverletzungen (Meldung an wen, Dokumentation)
- »Durchblättern« des Prüfzentrumsordners (engl.: Investigator Site File)
- Archivierung (wie lange und wo?)
- Austausch der Kontaktdaten (Visitenkarten)

Mögliche Agenda für *Studienassistenten und Studienkoordinatoren* (ca. zwei bis drei Stunden):

- Definition und Anforderungen an die Quelldaten (engl.: Source Data) und ggf. Verwendung von Checklisten
- Dokumentation in der Patientenakte und im Erhebungsbogen (bei elektronischen CRFs sind extra Trainings notwendig)
- Umgang mit den Blut- und Urinproben, Aufbereitung und Versand (ggf. mit Trockeneis)
- Umgang mit elektronischen EKGs (Test-EKG, elektronischer Versand)
- Vorgehen bei der Bearbeitung von Rückfragen des Datenmanagements (Fristen, Versendung)

In Abhängigkeit von der Art der Prüfmedikation wird gegebenenfalls eine Apotheke für den Umgang mit der Prüfmedikation beauftragt. Auch hier müssen vor Ort eventuell Zubereitungsschritte, Dokumentation und Lagerbedingungen besprochen werden. Dafür ist ein Zeitraum von etwa einer Stunde einzuplanen.

Praxistipp:
Ein gut vorbereiteter Initiierungsbesuch ist eine entscheidende Grundlage für eine erfolgreiche Studiendurchführung.

Bericht eines Prüfers
»Der Startschuss für eine Studie zur Alzheimer-Demenz fand an einem nasskalten Novembertag statt. Am Vortag meldete sich die leitende Arzthelferin krank und wir erfuhren, dass die Monitorin ebenfalls mit Grippe im Bett lag. Trotzdem sollte auf Wunsch des Auftraggebers die Initiierung stattfinden. Zwei Tage zuvor war eine Kiste mit unzähligen Blättern loser Formulare, Fragebögen und diversen Skalen eingetroffen. Studienmedikation war noch nicht vorhanden, die Zugänge für den elektronischen Erhebungsbogen fehlten, da die Datenbank noch nicht vollständig programmiert war.

Entsprechend chaotisch lief die Initiierung ab. Wie aus den losen Blättern strukturierte Patientenordner (engl.: Subject Binder) werden sollten, wusste der Vertreter des Monitors ebenfalls nicht. Leider war nicht einmal ein ›Dummy-Kit‹ verfügbar, um den Umgang mit der Studienmedikation zu erklären. Auch für das Training des elektronischen Erhebungsbogens fehlte eine Demoversion. Zwischenzeitlich kamen in die Praxis immer wieder Patienten, denen wegen der kurzfristigen Erkrankung der leitenden Arzthelferin nicht abgesagt werden konnte. Nachdem der Monitor die Praxis verlassen hatte, blieben wir mit einem etwas ratlosen Gefühl zurück. Wir brauchten ein Vierteljahr, um uns selbst eine Struktur für diese Studie zu erarbeiten – erst dann konnten wir den ersten Patienten screenen.

Ganz anders war die Situation bei der Initiierung für eine Behandlung von Parkinson-Patienten. Alle Materialien (Prüfzentrumsordner, Patientenordner, Studienmedikation, EKG-Gerät, Laborkits, Zugang zum eCRF) lagen bereits seit einer Woche im Zentrum vor. Wir hatten uns alles schon ausführlich angesehen. Die Monitorin war eine zierliche freundliche, aber doch irgendwie strenge Frau. Sie ließ keinen Zweifel daran, dass wir die geplante Initiierung nach einem klaren Programm durchführen würden. Am Anfang vereinbarten wir kurz den Ablauf. Das gesamte Team setzte sich in einer Runde mit Kaffee und Tee zusammen und wir besprachen innerhalb von zwei Stunden alle relevanten Aspekte. Anschließend konnte ich als Prüfer mich meinen Patienten zuwenden und die Monitorin zog sich mit zwei Studienassistenten erst ins Labor zurück, setzte sich später an den Rechner und demonstrierte den elektronischen Erhebungsbogen. Am Ende wurde noch ein Test-EKG versendet. Bevor wir uns verabschiedeten, tauschten wir uns noch über die Modalitäten der gegenseitigen Kontaktaufnahme aus. In der darauffolgenden Woche screenten wir ohne Scheu die ersten beiden Patienten.«

Auch das gibt es: »Zwei große komplexe Studien wurden von einem Auftragsforschungsinstitut (engl.: Contract Research Organization) zeitgleich vorbereitet, für eine Studie war es wegen der Verblindung notwendig, eine Apotheke einzubeziehen. Die Medikation für die eine Studie musste also in die Apotheke und die für die andere direkt ins Prüfzentrum geliefert werden. Leider wurden bei der Vorbereitung die Lieferadressen vertauscht. Erst nach langwierigen intensiven Bemühungen wurde dieser systematische Fehler von der CRO korrigiert.«

Praxistipps:

1. Eine Initiierungsvisite sollte etwa drei Wochen vor dem Termin vereinbart werden. Möglichst das gesamte Studienpersonal sollte sich dafür die Zeit nehmen. Bei Erkrankung ist eine Verschiebung zu diskutieren. Auch ein Termin unter Zeitdruck durch den Auftraggeber oder kurz vor Weihnachten führt meist zu einem Fehlstart.
2. Bestehen Sie darauf, dass alle studienrelevanten Materialien vollständig am Zentrum vorliegen und bewahren Sie diese möglichst an einer Stelle auf. Prüfer sollten sich mindestens eine bis zwei Stunden für die Initiierung Zeit nehmen. Für die Studienassistenten kommen zusätzlich zwei bis drei weitere Stunden hinzu, je nach Komplexität des Prüfplans und vorhandener Studienerfahrung.

3. Für den Monitor empfiehlt es sich, etwa eine Woche vor dem Besuch eine Agenda und den Prüfplan möglichst mit der deutschen Synopsis via E-Mail an alle Teilnehmer zu versenden.
4. Monitore sind die direkten Partner des Prüfers, aber auch der Studienassistenten. Diese haben die eigentliche Studienorganisation meist in der Hand!
5. Eine unschätzbare Hilfe für den Prüfer sind laminierte Ein- und Ausschlusskriterien sowie Ablaufpläne (engl.: Flow Charts).
6. Einen schnellen Zugang zur Studie schafft auch das Lesen der Patienteninformation.

7 Prüfzentrum und Monitor – eine sensible Beziehung

Ein guter, vertrauensvoller und konstruktiver, im Idealfall auch menschlich-persönlicher Kontakt zwischen dem Prüfer, seinem Team und dem betreuenden Monitor ist eine der wichtigsten Voraussetzungen für das Gelingen einer Studie.

Aus der Sicht eines Prüfers:
»In den ersten Studien, die ich in meiner Praxis durchführte, war ein Monitoring für mich jedes Mal eine schreckliche Prüfung, der ich mich zu unterziehen hatte. Als ›alter Hase‹ in der Medizin war ich Derartigem schon lange entwöhnt. Wir machten ziemlich gravierende Fehler und der Monitor und ich mussten oft lange arbeiten, um einen Weg zu finden, diese zu korrigieren. Ich wusste als Anfänger zum Beispiel nicht, dass Studienmedikation bei jeder Visite ausgetauscht werden muss und die Patientin ein neues Päckchen Medikation erhält. Also leerte die Patientin brav jeden Blister bis zum Ende. Natürlich musste dann aus diesem Chaos eine brauchbare und nachvollziehbare Dokumentation (engl.: Drug Accountability) hergestellt werden.

Irgendwann kam auch mir die Erleuchtung: Prüfer und Monitor sitzen im gleichen Boot und nur in enger gemeinsamer Arbeit kann so ein komplexes Projekt gelingen. Auch für den Monitor stellt ein Monitoring so etwas wie eine ›Prüfung‹ dar. Seitdem wurde ich deutlich entspannter und mit der Zeit entwickelten sich Handlungsalgorithmen für eine fruchtbare Zusammenarbeit:

1. So früh wie möglich signalisieren wir dem Monitor, dass er für uns die wichtigste Bezugsperson während einer Studie darstellt und wir uns beim Auftreten von Problemen umgehend an ihn wenden werden bzw. ihn über alle Besonderheiten, die während der Studie auftreten, auf dem Laufenden halten.
2. Wir tauschen alle Kontaktdaten aus und besprechen detailliert, wie sich die unterschiedlichen Kontaktarten in die beiderseitigen Arbeitsabläufe am besten einordnen lassen.
3. Seit einiger Zeit gucken wir bewusst vor jedem Monitoringbesuch selbst noch einmal alle Unterlagen durch. Zum Beispiel: Sind alle Laborberichte unterschrieben und Abweichungen kommentiert? Sind alle elektronischen Aktenauszüge unterschrieben und datiert? Schließlich prüfen wir die Punkte vom ›Follow up letter‹ des letzten Monitoringbesuchs.

4. Wir versuchen, dem Monitor günstige Arbeitsbedingungen zu schaffen, was in einer Arztpraxis oder Klinik sicher nicht immer einfach ist, d. h. einen ruhigen Arbeitsplatz, wenn nötig mit PC und Internetzugang.

5. Der Studienkoordinator oder Studienassistent sollte während eines Monitoring-besuchs möglichst ansprechbar sein, um auftretende Fragen oder Ungereimtheiten zu klären.

6. Der Ablauf eines Monitoringbesuchs ist in der Regel genormt – Begrüßung – kurze Diskussion zum aktuellen Stand und möglichen Problemen – Durchsicht aller Unterlagen – abschließende Besprechung aller offenen Punkte und Fragen. Es sollte am Anfang kurz besprochen werden, was sich der Monitor für diesen Besuch vorgenommen hat und wie viel Zeit er dafür benötigen wird. Beispielsweise muss der Monitor wissen, dass der Prüfer ab 14:00 Uhr in den OP-Saal muss und dann nicht mehr zur Verfügung steht. Der Prüfer selbst sollte sich etwa eine halbe Stunde zum Ende des Besuchs für die Klärung offener Fragen mit dem Monitor reservieren.«

So wie natürlich der Sponsor eine berechtigt hohe Anforderung an das Prüfzentrum hat, so hat auch das Prüfzentrum eine hohe Anforderung an den Monitor, seine Qualifikation und sein Engagement.

Während spezifische Studienzentren oder sogenannte Phase-I-Einrichtungen sich explizit auf die Durchführung von klinischen Prüfungen konzentrieren können, haben die meisten Praxen und Kliniken den komplizierten Spagat zwischen klinischem Alltag und Studienanforderungen zu bewältigen. Nur im klinischen Alltag findet sich die Mehrzahl der Studienpatienten.

Dafür brauchen *Prüfer* oft kompetente und engagierte Unterstützung. Aus unserer Sicht gibt es zwei große Problemfelder:

1. Große internationale Studien sind in ihrem technischen und logistischen Aufbau komplex. Störanfällig sind neben den schon erwähnten elektronischen Erhebungsbögen die Übertragung von EKGs via analoger Telefonleitung, die webbasierte Randomisierung der Studienpatienten und auch das Versenden von Laborproben mit Trockeneis per Kurier. Prüfzentren sind oft nicht in der Lage, auftretende Störungen aus eigener Kraft und unter Zeitdruck zu beheben.

2. Hilfe bei aufgetretenen Fehlern und Prüfplanverstößen.

Praxistipp:
Prüfplanverstöße müssen von Prüfer und Monitor in einer offenen Atmosphäre bearbeitet werden.

Bericht eines Prüfers:
»Mit großem Schreck entdeckte die Studienkoordinatorin, dass sie am Tag zuvor einem Patienten irrtümlich eine falsche Packung Prüfmedikation mitgegeben hatte – in einer Studie eine der größten denkbaren Katastrophen! Tapfer rief die Kollegin umgehend unsere Monitorin an, zu der ein gutes Vertrauensverhältnis bestand, und

beichtete unsere Verfehlung. Die Monitorin rügte uns nicht (wir ärgerten uns selbst schon furchtbar), sondern setzte umgehend eine Verhandlung zwischen Projektmanagement und Sponsor in Gang, sodass noch am gleichen Tag eine Entscheidung und eine Lösung gefunden wurden. Wir sollten mit dem Patienten eine Abbruchvisite durchführen und ihn dann erneut screenen – eine große Zumutung für die Kooperationsbereitschaft des Patienten. Die Studienkoordinatorin beichtete dem Patienten ein zweites Mal. Unser gutmütiger Patient bemerkte, dass jeder Mensch auch Fehler mache, und lachte über die Verwicklung. Nach der erneuten Screening-Prozedur führte der Patient die Studie planmäßig bis zum Ende durch. Später dokumentierten wir zusammen mit der Monitorin den Verstoß gegen den Prüfplan in einer entsprechenden Aktennotiz (engl.: Note To File).«

Von einem Monitor erwartet der Projektmanager, dass dieser seine Zentren »im Griff« hat. Nach welchen Kriterien wird die Arbeit eines Monitors bewertet?

Auch in der klinischen Forschung ist eines der wichtigsten Kriterien die Qualität. So sollte ein Prüfzentrum möglichst wenige Prüfplanverstöße begehen. Die Qualität steht natürlich auch hier im Spannungsfeld von Zeit und Kosten.

Zeit: Ein Zentrum sollte möglichst die versprochene Anzahl an Patienten in der vorgegebenen Zeit rekrutieren. Der Monitor kann z. B. die Scheu vor dem Screening des ersten Patienten nehmen, indem er signalisiert, dass er zu diesem Zeitpunkt telefonisch erreichbar ist.

Zusätzlich kann der Rekrutierungsprozess durch Bereitstellung handlich laminierter übersichtlicher Ablaufschemata, Ein- und Ausschlusskriterien, Listen erlaubter und nicht erlaubter Begleitmedikation unterstützt werden. In Einzelfällen kann der Monitor auch auf organisatorische Hindernisse auf der Station oder in der Praxis aufmerksam machen. Nur der Monitor kann oftmals die Ideen der Prüfzentren für die Patientenrekrutierung aufgreifen und deren Umsetzung beim Projektmanagement anregen (z. B. Anzeigen, Flyer, Plakate, Werbespot für Wartezimmer-TV).

Kosten: Eine Monitorstunde kostet zwischen 70 und 120 Euro. Nicht ausgefüllte CRF-Seiten können nicht monitoriert und gegebenenfalls muss das Prüfzentrum erneut besucht werden.

Ein Zentrum sollte möglichst wenige Rückfragen (engl.: Queries) verursachen, weil die Bearbeitung von Queries teuer ist. Hier kommt die 1-10-1000-Regel zum Einsatz: Wenn die Daten zum Zeitpunkt der Dokumentation korrigiert werden, beträgt der Zeitbedarf eine Minute. Wenn die Daten zusammen mit dem Monitor korrigiert werden, werden 10 Minuten benötigt. Wird ein Fehler erst vom Datenmanagement entdeckt und muss daraufhin ein »Query« generiert werden, nimmt die Bearbeitung insgesamt zwischen 100 und 1000 Minuten in Anspruch.

Weitere Tipps für Monitore:

1. Der Monitor sollte sowohl mit der Studie als auch mit dem betreffenden Krankheitsbild vertraut sein.
2. Der Monitor sollte sich auch als Serviceperson verstehen. Bei manchen Problemen kann der Monitor akut gar nichts machen, weil beispielsweise der Projektmanager, der für die entsprechende Entscheidung befugt ist, in den USA noch schläft. Hier ist der Monitor vor allem als Mediator gefordert, der dem Prüfer signalisiert, dass er sich um das Problem kümmert.
3. Der Monitor kann nicht immer mit einem Acht-Stunden-Tag rechnen. Die Praxissprechzeiten reichen häufig von 7:00 bis 19:00 Uhr.
4. Der Monitor muss vorausschauend denken. Wenn z. B. ein Medikament oder Laborkit bald abläuft, sollte ein großer Klebzettel an der Box befestigt werden: »Achtung, Verfallsdatum am xx.xx.20xx«.
5. Der Monitor sollte differenzieren, welche Änderungen und offenen Probleme mit dem Studienpersonal und welche mit dem Prüfer selbst besprochen werden müssen. Da der Zeitfonds für alle begrenzt ist, empfiehlt es sich, alle Diskussionspunkte zu bündeln und in konzentrierter Form gemeinsam durchzugehen.

Bericht eines Prüfers:

»An diesem Tag hatte ich eine besonders volle Vormittagssprechstunde, im Wartezimmer saßen ungefähr 20 Patienten, manche hatten bereits eineinhalb Stunden gewartet. Der Monitor hatte sich gegen zwölf Uhr angemeldet. Als er um 12:15 Uhr eintraf, tobte immer noch in unserer Praxis das Leben. Der Monitor riss die Tür auf und traf als erstes auf mich. Unverzüglich überschüttete er mich mit der Information, dass bisher die Dokumentation der unerwünschten Ereignisse (engl.: Adverse Events) fehlerhaft war. In dieser Studie mussten die erwarteten unerwünschten Ereignisse von den nicht erwarteten Ereignissen getrennt dokumentiert werden. Natürlich hatte ich in diesem Moment überhaupt keinen Sinn für diese Mitteilung und es erwachte in mir ein leiser Groll.«

Prüfer und Monitor sollen sich als gleichberechtigte Partner mit dem Ziel einer guten Studiendurchführung verstehen und entsprechend kooperativ miteinander umgehen. Ein guter Monitor hat vor allem auch psychologisches Geschick. Er muss die Fehler finden und seine Kritik konstruktiv und annehmbar formulieren.

8   Wie finde ich geeignete Patienten?

Dies ist die schwierigste Aufgabe für den Prüfer. Er sollte stets hinsichtlich der Rekrutierung die »Augen offen halten«, z. B. in der Sprechstunde, bei der Visite oder beim Kontakt mit anderen ärztlichen Kollegen.

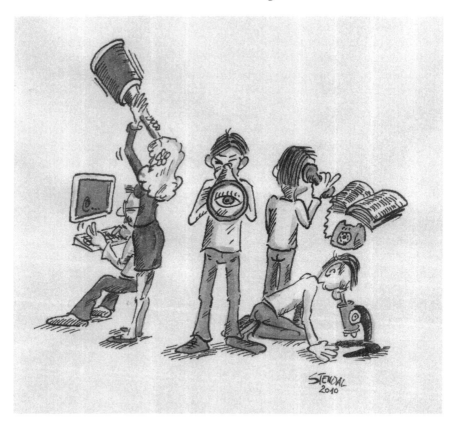

> **Praxistipp:**
> Der Prüfer sollte das Profil des potenziellen Studienteilnehmers genau kennen.

Bericht eines Prüfers:
»Manchmal musste ich als Prüfer auch für die Besonderheiten von potentiellen Studienpatienten sensibilisiert werden. In einer Studie lag die Initiierung bereits vier Wochen zurück und es war mir noch nicht gelungen, einen geeigneten Patienten zu finden. Mitten in einer Sprechstunde rief die Monitorin mich an, um noch einmal kurz das Profil der gesuchten Patienten zu charakterisieren. Als ich den Telefonhörer aufgelegt hatte, holte ich den nächsten Patienten ins Sprechzimmer. Dieser wies alle Eigenschaften auf, die wir gerade besprochen hatten und wurde der erste Studienpatient in dieser Prüfung.«

Bericht einer Monitorin:
»In einer Studie zur Thromboseprophylaxe stellte sich die Rekrutierung auch als großes Problem heraus. Erst nach der Analyse der bisher eingeschlossenen Patienten stellten wir fest, dass sie etwa alle das gleiche Krankheitsbild hatten. Dieses Krankheitsbild vermittelten wir anschließend gezielt den Prüfzentren, um so die Rekrutierung zu unterstützen.«

Wer ist überhaupt geeignet? Die im Prüfplan definierten Einschlusskriterien sind erfüllt und Ausschlusskriterien bestehen nicht. Die bisherige Behandlung eines Patienten verläuft in der gesuchten Indikation nur sehr unbefriedigend, z. B. haben die derzeit verwendeten Medikamente keine ausreichende Wirkung gezeigt oder der Patient hat sie nur schlecht vertragen, sodass ein Therapiewechsel sinnvoll erscheint. Eine weitere Möglichkeit besteht darin, dass der Patient in der gesuchten Indikation bisher gänzlich unbehandelt ist, d. h. wenn die Einschlusskriterien nicht explizit eine Vorbehandlung erfordern.

Beachte: Eine erfolgreiche Behandlung darf nicht für eine Studienteilnahme unterbrochen werden.

Praxistipp:
Neben der Studienteilnahme müssen dem Patienten vom Prüfer auch alternative Therapien erläutert werden.

Bericht eines Prüfers:
»In einem ersten Gespräch unterbreite ich dem Patienten die Option einer Studienteilnahme. Dabei gelingt es mir, sein Interesse zu wecken und seine Bedenken auszuräumen. Bei einem solchen Gespräch ist es unabdingbar, dem Patienten deutlich zu machen, dass er sich völlig frei entscheiden kann, die Studienteilnahme ist nur ein Angebot.

Meine Mitarbeiterin, unsere Studienkoordinatorin, kam eines Tages zu mir und berichtete über folgende Problematik, die ihr aufgefallen war. Ich hatte mehreren Patienten nach einem ersten Aufklärungsgespräch die Patienteninformation/Einwilligungserklärung mit nach Hause gegeben, damit sie sich in Ruhe entscheiden konnten. Mehrere dieser Patienten riefen in der Praxis an, nur um ihre Studienteilnahme abzusagen, vereinbarten aber keinen weiteren Behandlungstermin. Meine

Studienkoordinatorin fand das bitter und diskutierte mit mir, ob ich auch im Aufklärungsgespräch mit ausreichender Deutlichkeit darauf hingewiesen hätte, dass
die Studienteilnahme des Patienten natürlich nur eine Behandlungsoption unter
vielen anderen darstellt.«

Erst bei einer grundsätzlichen Bereitschaft des Patienten kann ein Termin für eine
Voruntersuchung (engl.: Screening Visit) vereinbart werden. Sollten Sie das Gefühl
haben, den Patienten äußerst mühsam überreden zu müssen, dann ist er nicht geeignet für eine Teilnahme an einer klinischen Prüfung.

> **Praxistipp:**
> Sinnvoll ist es, den Patienten zu bitten, seine Lesebrille, seinen Medikamenten-
> plan, Beipackzettel, Medikamentenpackungen und sämtliche in seinem Besitz
> befindlichen medizinischen Unterlagen zum Screening mitzubringen.

Welche Möglichkeiten haben sich nun bewährt, geeignete Patienten zu finden?

- Je mehr Leute von der Studie wissen, desto größer ist die Chance einer Zuwei-
  sung potentieller Studienpatienten. Dies kann in einer Klinik mit Hilfe elektronischer Unterstützung erfolgen, das heißt systematisches Screenen der aufge-
  nommenen Patienten nach den wichtigsten Ein- und Ausschlusskriterien,
  gegebenenfalls unter Nutzung des jeweiligen Patienteninformationssystems
  (KISS, Orbis). Die Vertraulichkeit der Patientendaten ist dabei strikt zu wahren.
  Außerdem können auf einem klinikinternen Portal sämtliche Studien mit ihren
  Ein- und Ausschlusskriterien gelistet werden.
- Auch in Teambesprechungen kann die aktuelle Studie vorgestellt werden. Dabei
  sind kleine Power-Point-Präsentationen, Flyer, Plakate und laminierte Übersich-
  ten hilfreich.
- Im Idealfall ist eine Pflegekraft oder ein Arzt auf einer Station nur für Studien
  zuständig und sieht sich systematisch alle Patienten an.

Eine etwas andere Situation besteht in einer Praxis. In erster Linie wird man geeignete Patienten in der eigenen Sprechstunde finden. Um das Rekrutierungsziel zu
erreichen, muss die »untergründige Wachsamkeit« durch andere Möglichkeiten
ergänzt werden.

> **Praxistipp:**
> Eine gute ärztliche Zusammenarbeit ist die Voraussetzung, damit Kollegen die
> Patienten in der gesuchten Indikation überweisen.

Praxistipp eines Prüfers:
»Wir selbst haben beste Erfahrungen bei der Zusammenarbeit mit Hausärzten und
anderen Fachärzten, die entsprechende Patienten überweisen können. Beispielsweise hat sich bewährt, bei jedem Telefonat mit einem Kollegen ein paar Worte
über die aktuellen Studienprojekte zu verlieren und dabei zu erklären, inwieweit
eine bestimmte Studie eine Option für einen Patienten darstellen könnte und auf

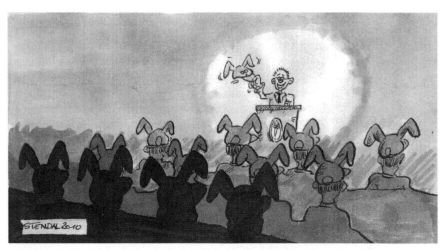

Diese hübsche Kappe weist Sie als Proband in unserer Studie aus ...

welchem Weg ein potentieller Patient rasch einen Termin in unserer Praxis bekommen kann. Auch studienbezogene Flyer auf den Schreibtischen der zuweisenden Hausärzte können die Rekrutierung unterstützen. Bei Fortbildungsveranstaltungen zu bestimmten Krankheitsbildern und ihren Therapien kann über laufende Studien informiert werden.

So kommen dann oft viele neue Patienten mit einer bestimmten Diagnose in die Praxis. Aber nur etwa jeder zehnte Patient erfüllt die Ein- und Ausschlusskriterien. Die anderen Patienten müssen dann aber auch klinisch betreut werden, allein aus ethischen Gründen und um die Glaubwürdigkeit – sowohl gegenüber den Patienten als auch den Kollegen – zu bewahren. Die Ressourcen für einen Zuwachs an Patienten mit einer bestimmten Diagnose müssen also auch bereitgestellt werden. Eine weitere Strategie ist öffentliche Werbung, wie zum Beispiel Anzeigen in Tageszeitungen oder Werbung in der U-Bahn, der Phantasie sind dabei keine Grenzen gesetzt.«

Hinweis: Öffentliche Anzeigen müssen durch die Ethik-Kommission genehmigt werden.

Praxistipp:
Für eine erfolgreiche Rekrutierung von Studienpatienten sollten immer mehrere Rekrutierungsstrategien miteinander kombiniert werden.

Bericht eines Prüfers:
»Unsere Erfahrungen mit öffentlicher Werbung sind jedoch eher widersprüchlich und differieren von Krankheitsbild zu Krankheitsbild. Es muss betont werden, dass die Leser natürlich keine präzise diagnostische Zuordnung treffen, es werden sich daher viele Patienten mit ganz anderen Erkrankungen einfinden. Weiterhin melden

sich häufig auch Patienten, die völlig andere Erwartungen haben, die zum Beispiel davon ausgehen, dass sie mit einer Studienteilnahme Geld verdienen können. Solche Erwartungen sollten rechtzeitig mit dem Patienten besprochen werden, ansonsten manövriert sich der Prüfer in eine sehr schwierige Situation und produziert vermeidbare Studienabbrüche. Gegebenenfalls ist auch mit einer großen Anzahl von Telefonanrufen zu rechnen, für die extra Ressourcen bereitgestellt werden müssen. Der Angerufene sollte eine Checkliste neben seinem Telefon haben.

In manchen Indikationen lohnt sich die Kontaktaufnahme zu Selbsthilfegruppen oder Vereinen. Zum Beispiel hatten wir in mehreren klinischen Studien zur Restless-Legs-Symptomatik sehr konstruktive Kontakte mit der RLS-Gesellschaft, die auch regional mehrere Selbsthilfegruppen betreibt und das Studienkonzept dort vorstellte.

Nichts wird von einem Sponsor oder einer CRO so übelgenommen, wie nicht erfüllte Rekrutierungsziele, denn in ein Prüfzentrum wird allein für die regulatorische und organisatorische Vorbereitung viel Geld und Zeit investiert. Keinen Patienten zu rekrutieren ist ein Albtraum – ich weiß, dass etwa 30 % aller initiierten Zentren ›Null-Rekrutierer‹ sind.

Ich selbst überlege mir inzwischen sehr gründlich, was ich an Rekrutierungszahlen verspreche und gebe eher vorsichtige Schätzungen ab, selbst wenn ich damit riskiere, einmal nicht als Prüfzentrum nominiert zu werden.«

9   Hilfe – der erste Patient kommt!

Der Besuch des ersten Patienten ist eine kleine Premiere, der Prüfer und sein Team haben manchmal sogar ein wenig Lampenfieber.

Der erste Screening-Besuch ist der Moment, in dem die klinische Studie wirklich beginnt und die Generalprobe vorbei ist. Häufig liegen Prüfertreffen und Initiierung schon längere Zeit zurück und bis auf wenige Eckpunkte haben der Prüfer und sein Team Ablauf und Bedingungen der Studie bereits wieder vergessen. Daher ist eine gewisse Vorbereitung erforderlich, am besten in einer kurzen Besprechung. Gemeinsam ruft sich das Praxisteam noch einmal die Eckpunkte mit Hilfe von Prüfplan, »Flow Chart« und diversen Manualen in Erinnerung:

1. den zeitlichen Ablauf
2. die Ein- und Ausschlusskriterien
3. die beim Screening erforderlichen Untersuchungen.

Sinnvoll ist es auch, die Patienteninformation/Einwilligungserklärung zu lesen, um auf eventuelle Fragen und Bedenken des Patienten vorbereitet zu sein. Die Studienassistenten sollten sich noch einmal die Laborkits ansehen.

Es gibt vom Auftraggeber gut und schlecht vorbereitete Studien. Bei gut vorbereiteten Studien existieren vorstrukturierte Unterlagen für die Quelldaten, einschließlich Checklisten für die bei den Visiten zu erhebenden anamnestischen und demografischen Daten. Bei schlecht vorbereiteten Studien müssen die Zentren improvisieren und selbst entsprechende Unterlagen erstellen.

Bericht eines Prüfers:
»Zumeist erhalten wir für eine Studie Fragebögen, Ratingformulare und Tagebücher. Leider sind oft keine Vorlagen dabei, denen entnommen werden kann, welche klinischen Daten im elektronischen Erhebungsbogen abgefragt werden. In tagelanger Arbeit erstellen wir uns eigene Ordner mit Vorlagen für die Quelldaten, dabei auch eine Anleitung für den Prüfer, welche Daten zu welchem Zeitpunkt erhoben werden müssen.«

Der Prüfer sollte während der Vorbereitung noch einmal kritisch Nutzen und Risiken für den vorgesehenen Studienpatienten reflektieren (siehe auch 15. Novelle des AMG § 40 (1) Pkt. 2). Zum Beispiel die Belastung durch lange Auswasch- und Titrationsphasen, die Zumutbarkeit einer zeitweiligen Placebomedikation, eine eventuell notwendige Bedarfsmedikation und den Zeitfonds des Patienten angesichts zeitlich ausgedehnter Visiten.

Praxistipp:
Vor dem Screening eines Patienten sollte die klinische Gesamtsituation dieses Patienten mit allen medizinischen Erfordernissen vom Prüfer bedacht werden.

Bericht eines Prüfers:
»Eine Studie mit schwerem Ausprägungsgrad von Restless-Legs-Syndrom sah eine siebentägige Auswaschphase vor. Es war abzusehen, dass dies eine schwere Belastungsprobe für die Patienten darstellen würde und diese Woche nicht mit einer Berufstätigkeit der Patienten vereinbar war. Also musste mit den Patienten eine Arbeitsunfähigkeit für diese Zeit besprochen werden.«

Beim Entwurf von Studiendesigns sollten unbedingt die Kliniker einbezogen werden, um die Durchführbarkeit der Studie realistischer abschätzen zu können.

Der wichtigste Bestandteil des Screenings ist die Aufklärung des Patienten, die nur durch den Prüfer erfolgen kann (siehe auch 15. Novelle des AMG § 40 (2)). Keine studienspezifische Handlung darf vorgenommen werden, bevor der Patient seine grundsätzliche schriftliche Einwilligung gegeben hat. So darf keine Vormedikation ausgeschlichen werden, eigentlich (weil es allgemein üblich ist) darf der Patient auch nicht instruiert werden, nüchtern zum Screening-Besuch zu erscheinen.

Das Problem ist lösbar, indem man das Screening in mehreren Schritten durchführt und während eines Prä-Screening-Besuchs den Patienten ausführlich über die Studie, seine Rechte und Pflichten aufklärt, ihn die Patienteninformation lesen und die Einwilligungserklärung unterzeichnen lässt.

Praxistipp:
Die Aufklärung des Patienten durch den Prüfer sollte wahrhaftig sein und alle Aspekte der klinischen Studie umfassen.

Bericht eines Prüfers:
»Die Aufklärung des Patienten ist mir sehr wichtig, ich überlasse diese nicht allein dem Lesen der Patienteninformation. Und es ist für viele sicher eine Überraschung: Am besten bin ich immer gefahren, wenn ich dem Patienten ausführlich und ungeschönt die Möglichkeiten, aber auch die Problematiken der Studie (z. B. Placebokontrolle!) dargestellt habe. Ich vergesse auch nie, die ethischen und gesetzlichen Grundlagen zu erläutern. Nach der Aufklärung müssen sowohl der Patient als auch der Prüfer ein gutes Gefühl haben! Motivationsarbeit für eine Studienteilnahme ist keine Ausübung von Druck, kein Ausnutzen eines Abhängigkeitsverhältnisses und keine Manipulation! Natürlich erhält der Patient auch ausführlich Zeit, um nach dem Lesen der Patienteninformation Fragen zu stellen. Seit einem Jahr gehe ich zunehmend dazu über, dem Patienten die Patienteninformation mit nach Hause zu geben, damit er in Ruhe mit der Familie darüber reden und eine Nacht darüber

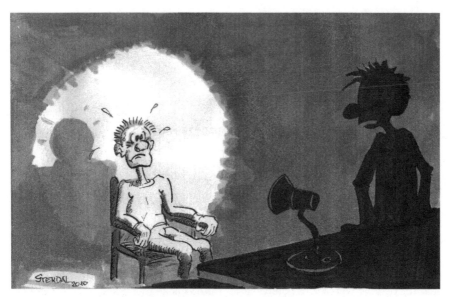

Kommen wir nun zu Ihrer Selbstauskunft, Herr Proband!

schlafen kann. Auch ich kann dadurch besser schlafen und gewinne seitdem nicht weniger Patienten als Partner.«

Eine sorgfältige Aufklärung des Patienten mildert die ethische Problematik für den Prüfer, ganz gelöst werden kann sie dadurch sicherlich nicht. Oft ist es sinnvoll, die Studienteilnahme auch als eine besondere Mühe des Patienten zu würdigen, die er für die Wissenschaft und die Entwicklung eines neuen Arzneimittels auf sich nimmt.

Auf der einen Seite ist der Prüfer immer seinen Patienten und den ethischen Kodizes verpflichtet, auf der anderen Seite sieht er sich eigenen finanziellen Zwängen oder dem Druck des Auftraggebers ausgesetzt. Da es nicht den idealen Studienpatienten gibt, bewegt sich der Prüfer ständig in diesem Spannungsfeld und ist immer gezwungen, individuelle Entscheidungen unter Abwägung aller Aspekte zu treffen.

Es empfiehlt sich, vom Patienten zwei Exemplare der Patienteninformation/Einwilligungserklärung unterzeichnen und datieren zu lassen. Zu einer rechtsgültigen Unterschrift gehört auch ein handgeschriebenes Datum. Ein Exemplar verbleibt im Prüfzentrumsordner, das andere wird dem Patienten ausgehändigt. Die Ablage im Prüfzentrumsordner (und nicht in der Patientenakte) erfolgt deshalb, weil der Monitor diesen jederzeit einsehen kann. Erst nachdem der Monitor die Patienteninformation/Einwilligungserklärung geprüft hat, ist er berechtigt, in die Patientendaten Einblick zu nehmen.

> **Praxistipp:**
> Der Prüfer sollte sorgfältig in der Patientenakte dokumentieren, dass er den Patienten aufgeklärt hat und ihm sämtliche Fragen beantwortet wurden. Dies dient einer zusätzlichen Absicherung des Prüfers, falls sein Exemplar der Patienteninformation/Einwilligungserklärung tatsächlich einmal verloren geht.

Bericht eines Prüfers:
»An einem turbulenten Studienvormittag, einige Tage vor Heiligabend, screenten wir noch einen Patienten. Die zwei Exemplare der Einwilligungserklärung waren vom Patienten bereits unterschrieben, aber noch nicht von mir als Prüfer. Einer der Studienassistenten übergab mir, während ich bereits mit einem anderen Patienten beschäftigt war, die beiden Exemplare zur Unterschrift. Diese unterschrieb ich brav und drückte sie meinem Studienassistenten wieder in die Hand, während dieser die Vitalzeichen eines anderen Patienten erhob. Schließlich hatten wir den schwierigen Vormittag hinter uns und der Studienassistent sah noch einmal die Unterlagen der Studienpatienten durch. Plötzlich brach Panik aus, die Einwilligungserklärung für den neu gescreenten Patienten fehlte. Zusammen konnten wir rekonstruieren, dass der Studienassistent beide Exemplare der Patienteninformation/Einwilligungserklärung dem Patienten mitgegeben hatte. Zum Glück erhielten wir kurze Zeit später vom Patienten die telefonische Bestätigung, dass er wirklich beide Exemplare mitgenommen hatte. Ich war beunruhigt, denn in meiner Phantasie bekam der Patient am nächsten Tag einen Herzinfarkt (immerhin bereits innerhalb einer Studie) und ich hatte noch nicht einmal eine Einwilligungserklärung in meinen Unterlagen. Der Patient wohnte in einem kleinen Dorf weit außerhalb und so fuhr ich am nächsten Tag 100 Kilometer im Schneesturm, um mein Exemplar der Einwilligungserklärung abzuholen. Entschädigt wurde ich durch viel Mitgefühl und einen Kaffee von der netten Familie meines Patienten. Die eigentliche Motivation für diesen langen Ausflug war das Wissen darum, dass ich unbedingt die Einwilligungserklärung eines Studienpatienten im Fall einer Inspektion/eines Audits nachweisen muss, um strafrechtlichen Konsequenzen vorzubeugen.«

»(4.8) Einwilligungserklärung der Prüfungsteilnehmer ...
(4.8.7) Vor dem Einholen der Einwilligungserklärung des Prüfungsteilnehmers nach dessen vorheriger Aufklärung sollte der Prüfer oder eine von ihm benannte Person dem Prüfungsteilnehmer bzw. seinem gesetzlichen Vertreter genügend Zeit und Gelegenheit geben, sich nach Einzelheiten der klinischen Prüfung zu erkundigen und sich für oder gegen eine Teilnahme an der klinischen Prüfung zu entscheiden. Alle Fragen zur klinischen Prüfung sollten zur Zufriedenheit des Prüfungsteilnehmers bzw. seines gesetzlichen Vertreters beantwortet werden.
(4.8.8) Vor der Teilnahme eines Prüfungsteilnehmers an der klinischen Prüfung sollte das Formblatt zur schriftlichen Einwilligungserklärung vom Prüfungsteilnehmer bzw. seinem gesetzlichen Vertreter und von der Person, die das Aufklärungsgespräch geführt hat, eigenhändig datiert und unterzeichnet werden.«
(Leitlinie zur Guten Klinischen Praxis, S. 28–30)

Bei klinischen Prüfungen mit Kindern ist zu beachten, dass das Kind und die (beiden) Sorgeberechtigten aufgeklärt worden sind und auch eingewilligt haben müssen.

Sollte während des Studienverlaufs eine neue Version der Patienteninformation/ Einwilligungserklärung ausgegeben werden, müssen alle bereits eingeschlossenen und noch aktiven Patienten auch diese aktualisierte Version unterschreiben.

Nun können die studienspezifischen Maßnahmen und Untersuchungen beginnen:

Praxistipp:
Der organisatorische Ablauf einer Studienvisite sollte im Prüfzentrum sorgfältig geplant werden.

Bericht eines Prüfers:
»Meist, wenn im Prüfplan keine andere Reihenfolge vorgeschrieben ist, bitte ich als Prüfer den Patienten zuallererst ins Sprechzimmer und erhebe die erforderlichen demografischen und anamnestischen Daten und prüfe noch einmal anhand der berichteten medizinischen Vorgeschichte und der Begleitmedikation wichtige Ein- und Ausschlusskriterien. Ein solches Vorgehen ähnelt dem üblichen Vorgehen in der Arztpraxis und schafft dadurch Vertrauen bei dem zumeist noch etwas verunsicherten Patienten. Außerdem werden gegebenenfalls noch einige Ausschlusskriterien frühzeitig entdeckt und ersparen möglicherweise dem Patienten weitere anstrengende Untersuchungsprozeduren.

Da der Patient häufig nüchtern zum Screening kommen muss, nehmen wir danach die Blutentnahme vor und lassen den Patienten danach in Ruhe frühstücken. Anschließend werden die restlichen beim Screening vorgeschriebenen Untersuchungen durchgeführt, wobei es sinnvoll ist, sich vorher Gedanken über die Abläufe zu machen und festzulegen, wer von dem Team welche Aufgaben übernehmen kann. Ein gutes Team zeichnet sich dadurch aus, dass jedes einzelne Mitglied gut über seinen eigenen Aufgabenbereich Bescheid weiß und auch einen Einblick in die Aufgaben seines Kollegen hat. Natürlich trägt in jedem Fall die Gesamtverantwortung der Prüfer.

Einen schlechten Eindruck bei unseren Patienten hinterlässt eine chaotische Organisation oder längere Pausen, die den strapaziösen Screeningbesuch des Patienten unnötig verlängern.

Am Ende des Screenings nehme ich mir dann die Zeit, dem Patienten noch einmal den weiteren Ablauf bis zur Randomisierung zu erklären. Ich erzähle, wie und wo die Laborwerte ausgewertet werden, erkläre, dass es zu diesem Zeitpunkt möglicherweise noch offene Ein- und Ausschlusskriterien gibt. Auch teile ich ihm mit, ihn gegebenenfalls in der Zeit bis zur Randomisierung noch einmal zu kontaktieren, um mögliche Unklarheiten, wie zum Beispiel auffällige Laborwerte, zu besprechen und eventuell Tests zu wiederholen.

Ich hole mir auch die Erlaubnis des Patienten, eventuell mit seinem Hausarzt über bisher erhobene Befunde zu sprechen und diesen über die Studienteilnahme seines Patienten zu informieren. Bevor der Patient die Praxis verlässt, bitten wir ihn um seine Kontaktdaten.«

Ob ein Patient wirklich randomisiert werden kann, entscheidet sich in den folgenden Tagen, wenn die Ergebnisse der Labor-, EKG-, MRT-Untersuchungen oder sonstige Befunde via Fax eintreffen. Die eingehenden Befunde müssen vom Prüfer zeitnah und kritisch im Hinblick auf klinische Signifikanz gesichtet werden. Dies dokumentiert er mit Datum und Unterschrift auf jedem einzelnen Befund. Manchmal wird erst jetzt klar, dass ein Patient doch nicht für eine Studie infrage kommt. Dieser Patient wird als »Screening Failure« bezeichnet.

Wenn der Prüfer entschieden hat, dass der Patient für die Studie geeignet ist, kann dieser zum Randomisierungs- oder Baselinebesuch kommen.

Die meisten Fehler passieren beim ersten Screening! Deshalb ist es sinnvoll, dass der Monitor während des ersten Besuchs für das Prüfzentrum telefonisch erreichbar ist, um auftretende Fragen kurzfristig zu beantworten oder Unklarheiten auszuräumen. Optimal ist ein erstes Monitoring in kurzem zeitlichem Abstand zum Screening, damit systematische Fehler des Prüfzentrums nicht bei den nächsten Patienten oder Studienvisiten fortgeführt werden.

Praxistipp:
Der Monitor sollte sich frühzeitig mit den Besonderheiten seines Prüfzentrums auseinandersetzen.

Bericht eines Monitors:
»Auch für mich ist der erste Monitoringbesuch nach der Initiierung jedes Mal ein Novum. Theoretisch bin ich mit der Studie vertraut und habe das Studienpersonal bei der Initiierung trainiert, aber die Praxis ist dann doch immer wieder eine Überraschung. Deswegen versuche ich es möglichst einzurichten, bereits innerhalb der ersten zwei Wochen nach dem ersten Screening das Zentrum wieder zu besuchen.

Ich vergewissere mich, dass die Einwilligungserklärung vorhanden ist. Dann stehe ich vor der oftmals schwierigen Aufgabe, mich in der Krankenakte des jeweiligen Prüfzentrums zurechtzufinden. Krankenakten haben meist eine eigenwillige Individualität. Mühsam muss ich mir die Vorgeschichte des Patienten erschließen, um zu prüfen, ob die Ein- und Ausschlusskriterien laut Prüfplan erfüllt sind.«

10 Zufallsprinzip – die Randomisierung

Methodisch anspruchsvolle Studien zeichnen sich durch eine doppelte Verblindung und eine Randomisierung, das heißt eine zufallsbestimmte Zuordnung der Patienten zu den einzelnen Behandlungsgruppen aus. Ziel ist es, die heterogene Patientenpopulation möglichst gleichmäßig auf die Behandlungsgruppen zu verteilen. Dies erfolgt in der Regel dadurch, dass den Prüfzentren Medikation zugeordnet wird, die sich nur anhand von Medikationsnummern unterscheidet.

Es gibt folgende Möglichkeiten der Randomisierung:

1. Den Prüfzentren wird Medikation für mehrere Patienten zugesandt, die nur anhand der Medikationsnummern unterschieden werden kann. Die Prüfmedikation wurde entsprechend einer Randomisierungsliste hergestellt. Der Prüfer gibt dem ersten Patienten die Medikation mit der niedrigsten Nummer. Die folgenden Patienten erhalten die Medikation mit der jeweils nächsthöheren Nummer.
2. Bei einer Randomisierung mithilfe des »Interactive Voice Response System« (IVRS) oder »Interactive Web Response System« (IWRS) erfolgt diese durch einen zentralen Computer, der allen Patienten die Medikationsnummer zuweist. Hierfür ist es notwendig, die anfängliche Scheu vor einer unpersönlichen Stimme am Telefon oder vor einer Webseite zu überwinden. Es lohnt sich, vor dem Ernstfall das System entweder allein oder besser mit einer erfahrenen Person in aller Ruhe getestet zu haben.

Der nächste Schritt nach der Randomisierung ist die Ausgabe der Prüfmedikation.

Praxistipp:
Vor der Ausgabe der Prüfmedikation sollten Prüfer mögliche Schwierigkeiten des Patienten im Umgang damit bedenken.

Bericht eines Prüfers:
»Diese Ausgabe wird in meiner Praxis mit besonderer Sorgfalt betrieben, nachdem wir viele Male erlebt haben, dass Patienten unsachgemäß mit der Medikation umgegangen waren. Man kann gar nicht so dumm denken, wie es manchmal kommt. So teilte eine besorgte Mutter für ihren Sohn den gesamten Blister auf eine Medikamentenschachtel auf. Der Patient kam dann mit einem leeren Blister zurück, die überzählige Medikation war inzwischen längst entsorgt. Ein weiterer Patient war von der Studienmedikation so begeistert, dass er seinem Freund bei einer Party

davon abgab. Aus diesen Erfahrungen haben wir gelernt und besprechen mit dem Patienten ausführlich die Einnahmemodalitäten und beschriften oft noch zusätzlich die Päckchen. Bei jedem Besuch gibt es eine neue Packung, die alten Medikamente sind inklusive der leeren Verpackungen wieder mitzubringen und die Prüfmedikation ist zu Hause für andere Personen unzugänglich aufzubewahren.

Der Patient bekommt meine Handynummer und die ausdrückliche Bitte, mich beim Auftreten beunruhigender Ereignisse sofort anzurufen, und wird darüber informiert, dass ggf. auch die in der Patienteninformation genannte Versicherung in Kenntnis zu setzen ist.«

11 Beherrschen der Papier- und Informationsflut

Praxistipp:
Vor Studienbeginn sollte der Prüfer die organisatorischen Abläufe in seiner Einrichtung analysieren und eine Logistik für die bürokratischen Anforderungen der klinischen Prüfung entwerfen.

Bericht eines Prüfers:
»Die ersten Studien, die wir in der Praxis durchführten, waren eine mittlere Katastrophe, bei Monitorbesuchen war eine der Hauptbeschäftigungen, dass wir stundenlang mit der Suche nach scheinbar verschollenen Dokumenten beschäftigt waren, verbunden mit Panikgefühlen bei uns und unseren Monitoren. Die Bedeutung mancher Briefe oder Dokumente war uns damals überhaupt nicht klar. Aber allmählich wurde auch uns deutlich, dass wir eine Logistik erfinden müssen, um der Papierflut Herr zu werden und wir begriffen, warum kein Dokument, keine Meldung eines schwerwiegenden unerwünschten Ereignisses, keine Korrespondenz verloren gehen darf.

Aber noch heute, selbst nach jahrelanger Erfahrung als Prüfzentrum, sind wir nicht gefeit vor Fehlern. So bestätigten wir (inzwischen mit einer gewissen Routine) den Empfang von Studienmedikation und den Erhalt der entsprechenden Notfallumschläge. Dabei bemerkten wir zunächst nicht, dass wir für zehn Medikamentenpäckchen nur neun Notfallumschläge erhalten hatten. Tagelang durchsuchten wir die Praxis nach dem fehlenden Umschlag – ohne Erfolg. Offenbar war er gar nicht in dem Paket mitgeschickt worden. Das Medikamentenpäckchen war inzwischen einem Patienten zugeordnet. Theoretisch hätte dieser Patient als »entblindet« gelten müssen und wäre damit zumindest für die prüfplangemäße Auswertungspopulation der Studie verloren gewesen. Das Projektmanagement einigte sich nach langer Diskussion auf eine Aktennotiz, der Patient blieb sowohl in der Studie als auch in der Auswertung.«

Eine Papierflut begleitet eine Studie bereits lange vor ihrem eigentlichen Beginn. Die erste »Schwalbe«, die eine neue Studie ankündigt, ist die Vertraulichkeitserklärung. Diese und alle weiteren studienbezogenen Dokumente, Faxe, E-Mails und Briefe müssen aufbewahrt werden.

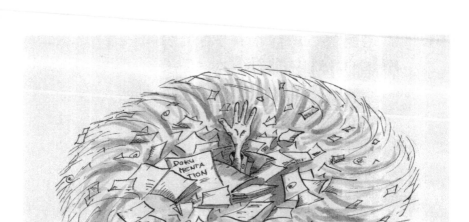

Bericht eines Prüfers:
»Sobald eine Studie ansteht, richten wir eine Ablage speziell für diese Studie ein. Somit geht kein Dokument verloren. Das Ausmaß der Papierflut ist schwer mit dürren Worten zu schildern, im bunten Wechsel treffen Laborfaxe, diverse Bestätigungsformulare, Newsletter, Aufforderungen zu Telefonkonferenzen, Queries, erworbene Zertifikate, Auswertungsberichte nach Monitoringbesuchen, Berichte über vermutete schwerwiegende unerwünschte Nebenwirkungen des Studienmedikaments (engl.: Suspected Unexpected Serious Adverse Reaction) aus anderen Prüfzentren ein – eine wahre Lawine.«

Mit dem Erhalt des Prüfzentrumsordners zur Initiierung werden die wichtigsten bisher vorliegenden Dokumente gesammelt und während des Studienverlaufs ergänzt beziehungsweise aktualisiert. Dieser Ordner enthält folgende Unterlagen:

- sämtliche Kontaktdaten (Monitor, Projektmanager, ggf. medizinischer Monitor, Hotline-Nummern für EKG und Labor),
- den unterzeichneten Prüfplan einschließlich Amendments,
- Investigator's Brochure (Information über das Prüfpräparat) oder Fachinformation,
- Nachweis einer Probandenversicherung (siehe auch 15. Novelle des AMG § 40 (3)),
- zustimmende Bewertung und sämtliche Korrespondenz der Ethik-Kommission,
- Genehmigung und sämtliche Korrespondenz der Bundesoberbehörde (BfArM oder PEI),

- Blanko-Exemplare der Patienteninformation/Einwilligungserklärung und die der bereits eingeschlossenen Patienten,
- Patientenidentifikationsliste und Sreeningliste,
- Kopie des Erhebungsbogens,
- Unterlagen zur Prüfmedikation einschließlich der Notfallumschläge, Analysenzertifikate und Lieferscheine,
- Lebensläufe, Zertifikate des Studienteams,
- Prüfervertrag,
- Formulare für SAE-Meldungen sowie ausgefüllte Meldeformulare,
- Schwangerschaftsmeldeformular,
- Normwerte des Zentrallabors und Akkreditierung,
- Bericht des Initiierungsbesuchs und sämtliche Korrespondenz,
- ...

In einem Prüfzentrum sollten die Abläufe und Verantwortlichkeiten klar definiert sein und dabei folgende Fragen beantwortet werden:

- Wer bearbeitet die Post und versendet die Empfangsbestätigungen?
- Auf welchem Weg gelangt die Information an den Prüfer?
- Wie erfolgt die Informationsweitergabe vom Prüfer an das Studienteam über notwendige Veränderungen im Ablauf, was muss der Studienkoordinator wissen, was die Studienassistentin?
- Wer liest, bearbeitet und beantwortet E-Mails? »Seit zwei Jahren haben wir zwei E-Mail-Adressen in der Praxis eingerichtet, die des Prüfers und die für die Studienkoordinatorin.«
- Wie werden alle Dokumente archiviert?

Insbesondere bei der Studiendurchführung in Kliniken sollten die Postwege bekannt und nur entsprechende Telefon- und Faxnummern beziehungsweise Lieferadressen an die Beteiligten weitergegeben werden, damit nicht die Hälfte der Post bei der Chefsekretärin und die andere Hälfte im Schwesternzimmer landet. Manche Stationen bevorzugen elektronische Versionen, damit sie diese auf einem für das Studienteam zugänglichen Server ablegen können.

Der »Papierkrieg« ist nach dem eigentlichen Ende einer Studie noch lange nicht vorbei. Wer jetzt noch nicht abgeschreckt ist, sollte darüber nachdenken, wie er die Abläufe in seinem Prüfzentrum organisiert, um die Studie auch bei diesem bürokratischen Aufwand transparent und sorgfältig durchzuführen.

12 Betreuung der Patienten während einer Studie – was hat sich bewährt?

Der Prüfer ist verantwortlich für die medizinische Betreuung seiner Studienpatienten, das heißt er kommt auch seinen sonstigen Aufgaben gegenüber den Patienten weiterhin nach. Er erkundigt sich nach deren Befinden, fragt nach aufgetretenen unerwünschten Ereignissen, überprüft regelmäßig die Laborwerte, reagiert entsprechend bei klinisch signifikanten Abweichungen und ist erster Ansprechpartner für den Patienten.

Ein Patient bleibt auch während einer Studie ein Patient und auch der betreuende Arzt bleibt seinem ärztlichen Ethos verpflichtet. Trotzdem gibt es einige Besonderheiten, die beachtet werden müssen, um auch dem Studienanliegen gerecht zu werden:

- Die Studienbesuche sollten so weit wie möglich einem vorgegebenen Ritual folgen, das durch den Prüfplan vorgegeben wird.
- Sonstige ärztliche Handlungen (Diagnostik, Betreuung und Behandlung von Begleiterkrankungen, Ausstellen von Arbeitsunfähigkeitsbescheinigung) sollten möglichst von den Studienprozeduren getrennt werden.
- Der Hausarzt sollte unbedingt über die Studienteilnahme des Patienten informiert sein, um auch bei eventuell auftretenden unerwünschten Ereignissen und deren diagnostischer Abklärung und Therapieumstellung kurzfristig mithelfen zu können.
- Auch die Familien sollten möglichst über die Studienteilnahme ihres Angehörigen informiert sein. Besonders wichtig ist dies bei psychiatrischen Indikationen, wenn die Einsichtsfähigkeit und die Fähigkeit zur aktiven Mitarbeit des Patienten beeinträchtigt sind. So können auch fremdanamnestische Angaben berücksichtigt und die regelmäßige Medikationseinnahme gesichert werden.
- Es sollte möglichst eine telefonische Erreichbarkeit gewährleistet bzw. für eine Vertretung gesorgt werden.

Praxistipp:
Die kontinuierliche telefonische Erreichbarkeit ist vor allem für die Patientensicherheit bedeutsam.

Bericht eines Prüfers:
»Ich hörte meinen Anrufbeantworter am Sonntagvormittag ab und empfing die Mitteilung einer Intensivstation, dass einer meiner Studienpatienten nach einer Reanimation dort im Koma lag. Die zuständigen Ärzte benötigten dringend genaue Informationen über das verabreichte Studienmedikament, um eventuelle kausale Zusammenhänge mit dem Herz- und Atemstillstand herstellen und mögliche therapeutische Konsequenzen ableiten zu können. Außerdem wollten die Kollegen die bisherigen EKG-Befunde sehen. Noch am selben Tag konnte ich die dringenden Probleme klären und eine SAE-Meldung abschicken.

Da ein Studienpatient viele Beschwerlichkeiten auch für andere Patienten auf sich nimmt, räumen wir unseren Studienpatienten – ohne ein schlechtes Gewissen zu haben – in der Praxis Privilegien ein, zum Beispiel lassen wir die Patienten nicht warten und bedenken sie mit viel zusätzlicher Fürsorge und Aufmerksamkeit.«

Ärztliche Anteilnahme und Fürsorge bringen bekanntermaßen eine Placebowirkung mit sich, das gilt sowohl für klinische Studien aus dem psychiatrischen, dem internistischen, dem dermatologischen oder dem HNO-Bereich. Besonders in psychiatrischen Studien wird häufig die Forderung erhoben, diesen Placeboeffekt zu minimieren, um die spezifische Wirkung des Studienmedikaments deutlicher »herauszuarbeiten«.

Praxistipp:
Auch in einer Studie hat das Wohl des Patienten oberste Priorität und bestimmt das ärztliche Handeln.

Bericht eines Prüfers:
»Der Programmpunkt Minimalisierung der Placebowirkung bei Prüfertreffen stößt in mir immer auf heftigen Widerspruch, ich empfinde die Forderung als überflüssig und unsinnig. Wenn das geprüfte Studienmedikament so wenig wirkt, dass ich als Prüfer genauso viel Wirkung erziele, dann kann das Medikament nicht sehr viel wert sein, ist meine – zugegeben – sehr polemische Antwort.

In einer Studie zu Generalisierter Angststörung berichtete mir ein Patient bei einem Besuch als erstes, dass er aus dem Urlaub zurückgerufen werden musste, weil sein Vater plötzlich verstorben war. Bevor ich begann, den eigentlichen Studienablauf zu erläutern, sprach ich mit dem Patienten eine Stunde lang über die Bewältigung dieser akuten Situation. Ich denke, in einer solchen Situation steht die individuelle Behandlung an erster Stelle: vor einer standardisierten Erhebung.«

»(4.3) Medizinische Versorgung der Prüfungsteilnehmer
(4.3.1) Ein qualifizierter Arzt (oder ggf. Zahnarzt), der als Prüfer oder Zweitprüfer an der klinischen Prüfung beteiligt ist, sollte für alle prüfungsbezogenen ärztlichen (oder zahnärztlichen) Entscheidungen verantwortlich sein.
(4.3.2) Während und nach der Teilnahme eines Prüfungsteilnehmers an der klinischen Prüfung sollte der Prüfer/die Institution sicherstellen, dass ein Prüfungsteilnehmer bei Auftreten von unerwünschten Ereignissen, einschließlich klinisch signifikanter Laborwerte, die mit der klinischen Prüfung im Zusammenhang stehen, eine angemessene medizinische Versorgung erhält. Der Prüfer/die Institution sollten einen Prüfungsteilnehmer informieren, wenn er/sie eine interkurrente Erkrankung feststellt und eine medizinische Versorgung erforderlich ist.
(4.3.3) Es wird empfohlen, dass der Prüfer den Hausarzt des Prüfungsteilnehmers über dessen Teilnahme an der klinischen Prüfung informiert, falls der Prüfungsteilnehmer einen Hausarzt hat und mit dessen Benachrichtigung einverstanden ist.
(4.3.4) Obwohl ein Prüfungsteilnehmer nicht verpflichtet ist, seine Gründe für den vorzeitigen Rücktritt von einer klinischen Prüfung mitzuteilen, sollte der Prüfer in angemessenem Maße versuchen, die Gründe herauszufinden, dabei jedoch die Rechte des Prüfungsteilnehmers in vollem Umfang respektieren.«
(Leitlinie zur Guten Klinischen Praxis, S. 26)

Gleichzeitig Arzt und Prüfer in einer klinischen Studie zu sein, erfordert die Integration zweier unterschiedlicher Rollen.

13 Besonderheiten und Schwierigkeiten: Unerwünschte Ereignisse, Abbrüche, Compliance, Prüfplanverstöße und Queries

Unerwünschte Ereignisse

Der Prüfer trägt eine große Verantwortung bei der Entwicklung eines neuen Arzneimittels. Eine Studie soll die Fragen klären, ob ein Medikament wirkt und ob es ausreichend sicher für die Anwendung am Patienten ist. Aus diesem Grund müssen penibel alle auftretenden medizinischen Ereignisse beobachtet, sorgfältig dokumentiert und dem Sponsor gemeldet werden (siehe auch GCP-V § 12 (4) und (5)).

»(4.11) Meldung von unerwünschten Ereignissen

(4.11.1) Alle schwerwiegenden unerwünschten Ereignisse (SUEs) sollten dem Sponsor unverzüglich gemeldet werden, es sei denn, es handelt sich um SUEs, die im Prüfplan oder in einem anderen Dokument (z. B. der Prüferinformation) nicht als unverzüglich meldepflichtig ausgewiesen sind. Auf diese Sofortmeldung sollte schnellstmöglich ein eingehender schriftlicher Bericht folgen. In der Sofortmeldung sowie in den Folgeberichten sollten die Prüfungsteilnehmer nicht mit ihren Namen und/oder Adressen, sondern anhand der eindeutigen, den Prüfungsteilnehmern zugewiesenen Codenummern identifiziert werden. Der Prüfer sollte ebenso die geltenden gesetzlichen Bestimmungen in bezug auf die Meldung unerwarteter und schwerwiegender unerwünschter Arzneimittelwirkungen an die zuständige(n) Behörde(n) und das IRB/die unabhängige Ethik-Kommission einhalten.

(4.11.2) Unerwünschte Ereignisse und/oder anomale Laborwerte, die im Prüfplan als kritisch für die Bewertung der Sicherheit genannt werden, sollten dem Sponsor gemäß den für die Meldung geltenden Bestimmungen sowie innerhalb des vom Sponsor im Prüfplan festgelegten Zeitraums berichtet werden.

(4.11.3) Bei der Meldung von Todesfällen sollte der Prüfer dem Sponsor und dem IRB/der unabhängigen Ethik-Kommission alle zusätzlich angeforderten Informationen (z. B. Autopsieberichte und medizinische Abschlussberichte) zur Verfügung stellen.«
(Leitlinie zur Guten Klinischen Praxis, S. 34)

Ein unerwünschtes Ereignis kann ein Schnupfen in der Erkältungszeit, eine Erhöhung der Leberwerte oder auch ein Herzinfarkt sein.

Praxistipp:
Prüfer müssen auch scheinbar nebensächliche und banale körperliche Ereignisse als unerwünschte Ereignisse (engl.: Adverse Event) dokumentieren, im Rahmen der gesamten Studie können sie tatsächlich eine Bedeutung erlangen.

Bericht eines Prüfers:
»Während einer Studie mit einem Phytopharmakon im Herbst und Winter traten natürlich öfter banale Infekte bei Studienpatienten auf. Als wir am Ende aber feststellten, dass von 20 eingeschlossenen Patienten 15 einen Virusinfekt bekommen hatten, kamen wir nicht umhin, uns die Frage zu stellen, ob das geprüfte Medikament nicht vielleicht eine Wirkung auf das Immunsystem entfaltet und daher zu einer erhöhten Infektanfälligkeit führt.«

Ein einzelner Prüfer wird diese Fragen nie mit Sicherheit beantworten können. Wenn jedoch alle Prüfzentren ihrer Dokumentationspflicht nachkommen und diese erhöhte Infektionsrate bei der gesamten Studienpopulation beobachtet wird, lassen sich daraus medizinische Schlussfolgerungen ziehen.

Ein Prüfer hat ein unerwünschtes Ereignis hinsichtlich seiner Intensität einzuschätzen und eine Vermutung zu äußern, ob ein Zusammenhang mit dem Studienmedikament besteht bzw. welche Maßnahmen eingeleitet wurden. Die Aussage, ob das unerwünschte Ereignis einen Zusammenhang mit der Studienmedikation besitzt, ist oft nicht einfach zu treffen. Letztlich bleibt es eine Hypothese. Ein Anhaltspunkt für die Bejahung eines Zusammenhangs kann z. B. eine zeitliche Korrelation zwischen Einnahme und Auftreten der Symptome sein.

Darüber hinaus werden auch klinisch signifikante abweichende Änderungen von Laborwerten, EKG-Befunden oder Vitalparametern als unerwünschte Ereignisse klassifiziert. Ob ein von der Norm abweichender Laborwert klinisch signifikant ist, hängt von der Bewertung des Prüfers ab, es sei denn, es gibt im Prüfplan eine klare Aussage dazu.

Die Dokumentation von unerwünschten Ereignissen ist generell ein sehr zeitintensiver Aspekt, sowohl für Prüfer als auch für Monitore.

Nur die sorgfältige Auflistung aller beobachteten unerwünschten Ereignisse erlaubt später eine Aussage über die Sicherheit des geprüften Arzneimittels. Das Ergebnis dieser aufwändigen Dokumentation findet sich später in den Fachinformationen und Beipackzetteln wieder.

Bestimmte unerwünschte Ereignisse, die beispielsweise mit einer Krankenhauseinweisung oder einer Verlängerung des geplanten Aufenthalts verbunden sind, werden als schwerwiegende unerwünschte Ereignisse (engl.: Serious Adverse Event) bezeichnet (Definition: siehe Glossar). Diese müssen unverzüglich, nachdem der Prüfer davon Kenntnis erlangt hat, an die Arzneimittelsicherheitsabteilung gemeldet werden. Das eigentliche Ereignis kann daher durchaus mehrere Monate zurückliegen.

Für diese Meldung gibt es vorbereitete Formulare, die in jedem Prüfzentrumsordner zu finden sind. Es müssen Fragen zu dem bestimmten Fall beantwortet werden, wie Geburtsjahr und Geschlecht des Patienten, Grund der Hospitalisierung, Beginn und Ende des Ereignisses, Begleitmedikationen und Diagnose. Weil gerade zu Beginn eines Ereignisses selten alle Informationen gebündelt vorliegen, gibt es die Möglichkeit, den ersten Bericht als »Initial Report« zu kennzeichnen. Bei Unklarheiten wird sich jemand bei Ihnen melden, um weitere Informationen anzufordern. Eine erfahrene Studienassistentin kann jederzeit helfen, dieses Formular auszufüllen, der Prüfer trägt aber die Verantwortung und muss die SAE-Meldung auch unterschreiben.

Praxistipp:
In mitgesendeten Befunden und Epikrisen sind alle Angaben, die auf die Identität des Patienten schließen lassen, zu schwärzen (Pseudonymisierung).

Wozu muss ein SAE gemeldet werden?
Der Sponsor ist per Arzneimittelgesetz (AMG) verpflichtet, sogenannte »Suspected Unexpected Serious Adverse Reactions«, das sind Verdachtsfälle schwerwiegender unerwünschter Nebenwirkungen, innerhalb von 7 bzw. 14 Tagen an die Behörden, Ethik-Kommissionen und die beteiligten Prüfer zu melden (siehe auch GCP-V § 13). Um als SUSAR eingestuft zu werden, muss ein SAE zwei Kriterien erfüllen:

1. Es wurde noch nie, d. h. weder in der Investigator's Brochure noch in der Fachinformation (bei bereits zugelassenen Präparaten) über ein solches Ereignis berichtet.
2. Es kann ein Zusammenhang zwischen der Prüfmedikation und dem Ereignis nicht ausgeschlossen werden.

Das Wort des Prüfers bei der Beurteilung eines möglichen Zusammenhangs zwischen unerwünschtem Ereignis und Prüfmedikation hat großes Gewicht.

Alle in Europa aufgetretenen SUSARS werden in die zentrale Eudravigilanz-Datenbank der »European Medicines Agency« eingegeben (siehe auch GCP-V § 14 (5)). Nur so erhalten die Behörden die Möglichkeit, seltene Ereignisse beispielsweise aus unterschiedlichen klinischen Prüfungen in unterschiedlichen Prüfzentren gegebenenfalls in unterschiedlichen Ländern zu identifizieren und darauf zu reagieren. Dies kann beispielsweise nach erneuter Einschätzung des Nutzen-Risiko-Verhältnisses auch zu einem Abbruch der gesamten Studie führen.

Anhand von Fallbeispielen werden im Folgenden Situationen mit (schwerwiegenden) unerwünschten Ereignissen vorgestellt:

1. Das Datenmanagement generiert eine Rückfrage (engl.: Query) bezüglich eines stark erniedrigten und klinisch signifikanten Leukozytenwertes bei einer Onkologiestudie. Medizinisch bestand eine schwere Leukopenie, die immer die Gefahr der Entwicklung zu einer Agranulozytose birgt – ein lebensbedrohlicher Zustand. Diese Abweichung wurde vom Prüfer weder als unerwünschtes Ereignis noch als schwerwiegendes unerwünschtes Ereignis dokumentiert mit der Begründung, dass solch ein Laborwert immer bei dieser Art von Chemotherapie zu erwarten ist. Wer hat recht?
2. In einer Studie mit einem neuen Antidepressionsmedikament bekommt eine Studienpatientin am fünften Tag nach Prüfmedikationseinnahme Zahnschmerzen. Am 13. Tag wird der Patientin der Zahn in einer geplanten eintägigen ambulanten Operation gezogen. Ist dies als SAE zu melden?

3. In einem Patiententagebuch dokumentiert eine Patientin für den Zeitraum von zwei Monaten in unterschiedlichen Abständen leichte bis mittelschwere Kopfschmerzen. Insgesamt sind 30 Einträge vorhanden. Der Prüfer fasst alle Ereignisse zusammen unter »intermittierend« und Schweregrad: »leicht«. Der Monitor dagegen besteht auf eine Einzelauflistung, um den Schweregrad jedes Mal genau erfassen zu können. Wer hat recht?

4. Bei einer Studie, in der ein neues Migränemedikament getestet wird, liest der Monitor in der Patientenakte, dass die Kopfschmerzen in den ersten 10 Tagen nach Studienmedikamenteneinnahme häufiger als vor Studienbeginn auftraten. Der Monitor bittet den Prüfer, dies als unerwünschtes Ereignis zu dokumentieren. Der Arzt argumentiert dagegen, dass eine Verschlechterung der Symptome während der Studie nicht der AE-Definition entspräche. Wie ist ein AE genau definiert?

5. Bei einer Onkologiestudie wird an einem Dienstag das Screening durchgeführt. Dabei wird festgestellt, dass die Laborwerte eines Patienten denen entsprechen, die in den Ein- und Ausschlusskriterien definiert sind. Kurz vor der Randomisierung am Donnerstag wird ein zweiter Laborcheck durchgeführt, der nicht im Prüfplan gefordert ist, sondern allein Standardpraxis des Krankenhauses ist. Dabei ergeben sich einige klinisch signifikante Laborwerte, die ein Ausschlusskriterium darstellen. Der Prüfer ruft die Monitorin an und fragt, ob er diesen Patienten trotzdem randomisieren darf. Darf er das? Müssen diese Werte auf den AE-Seiten eingetragen werden?

6. In einem Fall wurden auf den AE-Seiten einer Patientin drei verschiedene AEs aufgelistet. Vom 10. bis 12.03.2011 dauerten ihre Kopfschmerzen mittlerer Stärke an, vom 13. bis 17.03.2011 klagte diese Patientin über leichte Diarrhoe und vom 18. bis 21.03.2011 über moderates Fieber. Die medizinische Monitorin ist der Meinung, dass alles für einen grippalen Infekt spricht und fordert daher, alle Ereignisse unter dieser Diagnose zusammenzufassen. Ist das sinnvoll beziehungsweise korrekt?

7. Es wurde ein unerwünschtes Ereignis: »Rippenprellung« aufgeführt. Die medizinische Monitorin möchte jetzt per Query wissen, ob ein Trauma zugrunde liegt oder die Prellung spontan entstanden ist, was wiederum auf einen Zusammenhang mit dem Medikament schließen ließe. Der Patient führt die Prellung selbst auf eine Sportverletzung zurück. Was wäre eine korrekte Bezeichnung für das AE?

8. Ein Studienpatient hat eine jahrelang bestehende essentielle Hypertonie als Begleiterkrankung. Während der Studie entschließt sich der Hausarzt zu einer Umstellung der Antihypertensiva. Ist dazu ein AE zu dokumentieren?

Auflösung:

1. Wenn in dem betreffenden Prüfplan explizit festgelegt ist, dass im Rahmen dieser Chemotherapie regelhaft eine Leukopenie auftritt und diese nicht als unerwünschtes Ereignis klassifiziert werden muss, brauchen Sie dies nicht zu dokumentieren.

2. Nein, die Patientin blieb nicht über Nacht im Krankenhaus, selbstverständlich sind die Zahnschmerzen jedoch als unerwünschtes Ereignis zu dokumentieren.
3. Wenn sich ein Symptom im Schweregrad verändert, ist das bereits dokumentierte AE zu beenden und ein neues AE mit dem veränderten Schweregrad zu beschreiben (auch wenn es viel Arbeit ist ...).
4. Symptomverschlechterungen sind selbstverständlich ein AE, es sei denn, im Prüfplan ist festgelegt, dass Symptomfluktuationen im Rahmen der Studienindikation, die regelhaft auftreten, nicht als AEs zu klassifizieren sind.
5. Nicht eindeutig. Es muss eine individuelle, aber dann für die Studie exemplarische Entscheidung in Absprache mit dem für medizinische Fragen verantwortlichen Monitor getroffen werden, ob der Patient eingeschlossen werden darf. Ob diese abweichenden Laborwerte bereits als AE dokumentiert werden müssen, hängt von der Festlegung im Prüfplan ab, ob bereits vor der Einnahme von Studienmedikation AEs zu dokumentieren sind.
6. Ja, das ist korrekt, wenn die ärztliche Diagnose eines Virusinfekts durch den Prüfer bestätigt werden kann. Die meisten Prüfpläne fordern, dass bei Diagnosestellung die Dokumentation von Einzelsymptomen durch einen Oberbegriff ersetzt wird. In manchen Prüfplänen finden sich sogar tabellarische Zusammenstellungen von möglichen diagnostischen Bezeichnungen.
7. Eine mögliche Bezeichnung wäre »Traumatisch bedingte Rippenprellung«.
8. Ein AE liegt nur dann vor, wenn sich die Blutdrucksituation klinisch signifikant verändert hat und dies der Anlass für die Änderung der Begleitmedikation war. Es kann sich bei solchen Umstellungen aber auch um eine geplante Therapieentscheidung des Hausarztes handeln. Die Änderung der Begleitmedikation muss selbstverständlich sorgfältig dokumentiert werden.

Manchmal führen für den Patienten sehr belastende unerwünschte Ereignisse zum Abbruch der Studienteilnahme. Sowohl der Prüfer als auch der Patient kann sich für einen Abbruch der Studienteilnahme entscheiden.

Studienabbrüche

Studienabbrüche – beziehungsweise das Stoppen der Einnahme der Prüfmedikation von einzelnen Patienten – gehören unweigerlich zu jeder klinischen Prüfung dazu. Das Ende der Einnahme der Studienmedikation ist nicht identisch mit einem Abbruch der Studienteilnahme. Für den einzelnen Patienten muss die Prüfung mit der vorgesehenen Abbruch-/Abschlussvisite (engl.: Early Termination Visit) beendet werden. Auch von den betroffenen Patienten werden möglichst weitere Informationen benötigt.

Im Wesentlichen gibt es drei Gründe für den Abbruch (engl.: Drop Out):

1. Unerwünschte Ereignisse
2. Mangelnde Wirksamkeit (engl.: Lack of Efficacy)
3. Rücknahme der Einwilligung des Patienten (engl.: Withdrawal of Informed Consent).

Häufiger Abbruchgrund ist neben der mangelnden Wirksamkeit der Prüfmedikation das unverminderte Anhalten der Krankheitssymptome. Der Abbruch aus diesem Grund ist ebenfalls ein wichtiges Studienergebnis und wird entsprechend dokumentiert.

Der Patient kann jederzeit seine Einwilligung an der Studienteilnahme zurücknehmen, ohne Angabe von Gründen und ohne Nachteile befürchten zu müssen. Für die Studie an sich ist es natürlich oftmals wichtig, den Grund für einen Studienabbruch zu erfahren, gegebenenfalls können sich daraus Konsequenzen für die weitere Studiendurchführung ergeben. Zum Beispiel können viele Studienabbrüche aus dem gleichen Grund zu einer Änderung des Prüfplans, zu einem Amendment führen.

> **Praxistipp:**
> Prüfer sollten gegenüber dem Auftragsforschungsinstitut oder dem Sponsor ein aufmerksamer Partner sein und auf Ungereimtheiten im Prüfplan hinweisen, die den Erfolg der Studie gefährden.

Bericht eines Prüfers:
»In einer Studie wurde von Patienten verlangt, morgens und abends Einträge in ein Tagebuch vorzunehmen, um die Anzahl der aufgetretenen spastischen Muskelverkrampfungen zu notieren. Das war nicht einfach für Patienten, die aufgrund ihrer Multiplen Sklerose sowieso schon Probleme beim Schreiben haben. Auch der Besuchsrhythmus gemäß Prüfplan fiel einem Patienten schwerer als gedacht, vor allem das frühe Aufstehen machte ihm große Beschwerden. Daher zog er seine Einwilligung zur Studie zurück.«

Ein weiteres Beispiel: »Dasselbe Studiendesign sah vor, die Patienten nach der Einnahme des Studienmedikaments im Zentrum nach einer Stunde, nach zwei Stunden und nach drei Stunden klinisch zu untersuchen und die Spastik zu klassifizieren. Nach dreistündigem Sitzen im Wartezimmer hatte sich der spastische Muskeltonus bei fast allen Patienten drastisch verschlechtert, so kam das Gegenteil des eigentlich gewünschten Ergebnisses heraus.«

Um einem Abbruch aufgrund einer ausgedehnten Studienprozedur vorzubeugen, sollte der Patient möglichst umfassend informiert werden. Auch ein Prüfer kann einem Patienten jederzeit den Abbruch der Studienmedikation empfehlen, wenn dies in seinen Augen medizinisch notwendig erscheint. Das kann beispielsweise dann der Fall sein, wenn die Nebenwirkungen so stark ausgeprägt sind, dass es für einen Prüfer unverantwortlich wäre, den Patienten den Nebenwirkungen weiter auszusetzen.

Compliance

Bemerkt der Prüfer eine mangelnde Befolgung des Prüfplans durch den Patienten, beispielsweise hält dieser nicht das vorgegebene Dosierungsschema ein, dann verhält sich der Patient nicht »*compliant*«. Mangelnde Compliance kann sich beispielsweise durch eine unregelmäßige Einnahme der Prüfmedikation, durch Versäumen von Besuchsterminen oder durch Vernachlässigung von Tagebucheinträgen ausdrücken. Um andererseits Manipulationen zu vermeiden, gibt es in der Regel klare Festlegungen im Prüfplan, wann eine mangelnde Compliance zum Studienabbruch führt, beispielsweise wenn ein Patient mehr als drei Tage hintereinander die Medikation nicht eingenommen hat.

Prüfplanverstöße

Der Prüfplan ist das Regelwerk einer klinischen Prüfung. Hierin ist die gesamte Studienprozedur als Handlungsanleitung festgeschrieben, die unbedingt durch das Prüfzentrum befolgt werden muss. Die Tätigkeit eines Arztes ist gekennzeichnet durch die Behandlungsfreiheit. Der Prüfer muss den Vorgaben im Prüfplan folgen. Prüfplanverstöße sind nicht generell vermeidbar, beispielsweise die Verschiebung von Besuchsterminen außerhalb der vorgeschriebenen Zeitfenster, weil der Patient krank oder im Urlaub ist.

Ein besonderer Aspekt sind Prüfplanverstöße durch Fehlhandlungen der Patienten oder des Studienteams. Besonders eigenes Versagen ruft unangenehme Gefühle hervor. Trotzdem muss der Mut gefunden werden, die Verstöße mit dem Monitor rasch zu besprechen. Meist genügt auch eine Dokumentation dieses Verstoßes.

Von Vertuschungsversuchen ist dringend abzuraten. Auch erfahrenen Studienteams passieren gravierende Fehler, wie zum Beispiel die Ausgabe falscher Prüfmedikation oder das Übersehen von Ausschlusskriterien. Letzteres kann im Ernstfall dazu führen, dass die Versicherung sich weigert, bei einem aufgetretenen Schadensfall zu zahlen.

Solche gravierenden Verstöße sollten im Prüfzentrum kritisch ausgewertet und es sollte über künftige Lösungen nachgedacht werden. In der Regel wird über einen

Prüfplanverstoß eine Aktennotiz (engl.: Note To File) verfasst, die der Monitor und der Prüfer unterschreiben. Später finden Prüfplanverletzungen auch Eingang in den statistischen Bericht der klinischen Prüfung.

Warum haben Prüfplanverstöße eine solche Relevanz? Die Behandlung von Patienten innerhalb einer klinischen Prüfung erfolgt möglichst standardisiert, um somit vergleichbar zu sein.
Der Monitor ist verpflichtet, entdeckte Prüfplanverstöße dem Projektmanager zu melden. Die internationale Tendenz geht dahin, schwerwiegende Prüfplanverstöße zusätzlich den Ethik-Kommissionen und den Behörden mitzuteilen, wie es bereits in Großbritannien der Fall ist. Kommt es zu mehreren schwerwiegenden Prüfplanverstößen an einem Zentrum, gilt dieses als potenzieller Kandidat für ein Audit.

Schwerwiegende Prüfplanverstöße sind zum Beispiel:

- Durchführung studienspezifischer Untersuchungen vor dem Vorliegen der schriftlichen Einwilligungserklärung des Patienten (dies wäre gleichzeitig ein GCP-Verstoß)
- Untersuchungen, die nicht durchgeführt wurden, aber für die Bestimmung des primären Zielkriteriums relevant sind (z. B. Knochenmarksuntersuchung zur Bestätigung einer Remission nach einer Chemotherapie)
- Dosismodifikationen, die nicht im Prüfplan beschrieben werden

Wenn die Daten aller Studienpatienten in die Datenbank eingegeben, alle Unklarheiten und Fehler bereinigt wurden, findet in der Regel ein Treffen zwischen dem Studienleiter, dem Biometriker und dem Datenmanager (engl.: Data Review Meeting) statt. Hierzu werden alle Prüfplanverstöße aufgelistet und es folgt eine Klassifizierung in nicht schwerwiegende und schwerwiegende Prüfplanverstöße. Entsprechend ergibt sich schließlich, welche Patienten in die Auswertungspopulationen: »per protocol« (prüfplangemäß) oder »intention to treat« (gemäß Behandlung) eingeteilt werden. Gegenwärtig wird der Intention-to-treat-Auswertung immer größere Bedeutung zugemessen, da diese eher das »reale Leben« widerspiegelt.

Rückfragen (engl.: Queries)

Beim Anblick von Queries stöhnen sowohl die Monitore als auch die Prüfer. Keiner hat diese Blätter mit den unzähligen Rückfragen vom Datenmanagement gern, die dazu dienen, Widersprüche oder unverständliche Aussagen aufzuklären. Queries helfen dabei, vollständige und plausible Daten im Rahmen von klinischen Prüfungen zu generieren, um zum Schluss verlässliche Aussagen zum Studienergebnis treffen zu können.

Die zentrale Frage lautet, wie die Anzahl von Queries minimiert werden kann. Allgemein werden die Seiten im Erhebungsbogen (engl.: Case Report Form) von den Studienassistenten ausgefüllt, dafür sollten sie Zeit und Ruhe haben, um Flüchtigkeitsfehler zu vermeiden. Der Prüfer ist dafür verantwortlich, dass diese Eintragungen vollständig und korrekt vorliegen und dokumentiert dies in der Regel mit seiner Unterschrift.

Der Monitor kann Queries gleichfalls vermeiden. Seine Aufgabe ist es explizit, die Übereinstimmung der CRF-Eintragungen mit den Quelldaten zu prüfen, bevor diese an das Datenmanagement versandt werden.

Die Programmierung der Studiendatenbanken ist ein langwieriger und aufwändiger Prozess. Dabei werden auch Plausibilitätschecks programmiert, die bei Unstimmigkeiten letztendlich zur automatischen Generierung von Queries führen. Sollte im Verlauf einer Studie festgestellt werden, dass tatsächlich sinnlose Queries erstellt und verschickt werden, sollte das Datenmanagement versuchen, entsprechend mit einer Korrektur der Datenbank zu reagieren. Manche Fehler sind so offensichtlich, dass diese von den Datenmanagern gemäß Standardarbeitsanweisung selbst korrigiert werden dürfen, z. B. Zahlendreher in Jahreszahlen. Dazu muss der Prüfer einen Vordruck unterschreiben, der den Datenmanager offiziell dazu berechtigt. In erster Linie ist das Prüfzentrum für die sachgerechte Beantwortung der Queries verantwortlich. Manchmal ist es schwierig, Queries eindeutig zu lösen, dann steht natürlich auch der Monitor als Hilfe zur Verfügung.

Zur Beantwortung der Queries gibt es meist enge Fristen. Nur wenn im Prüfplan formuliert, können auch während des Studienverlaufs Interimsanalysen vorgenommen werden. Dafür wird häufig kurzfristig ein Datenbankschluss angeordnet.

Praxistipp:
Das Projektmanagement sollte auch einen Datenbankschluss längerfristig planen und dies rechtzeitig gegenüber den Prüfzentren kommunizieren.

Bericht eines Prüfers:
»Am Dienstag erreicht mich als Prüfer ein Fax und eine E-Mail mit dringlicher Priorität und der Aufforderung, alle Daten im eCRF bis Freitag auf den aktuellen Stand zu bringen und alle Queries zu beantworten. Unser Studienassistent, der für die Dateneingabe zuständig ist, ist aber erst wieder ab dem darauffolgenden Montag anwesend. Ich selbst habe 12 Stunden Sprechstundentätigkeit am Mittwoch, Donnerstag und Freitag – erheblicher Frust auf allen Seiten ist vorprogrammiert und es helfen auch keine fünf Anrufe pro Tag im Prüfzentrum vom Datenmanager oder vom Monitor, ob es nicht doch noch in dieser Woche ginge.«

Um diesen Frust zu minimieren, sind längere Fristen und eine vorausschauende Planung seitens des Projektmanagements zwingend notwendig.

14 Ablauf eines Standard-Monitorbesuchs

Monitorbesuche sollten mindestens vier Wochen vor dem beabsichtigten Termin vereinbart werden, damit sich die Klinik oder die Praxis organisatorisch und zeitlich darauf vorbereiten kann. Jeder Monitor kündigt in einem kurzen Brief rechtzeitig vor seinem Besuch den Gegenstand seines Besuchs an und welche Unterlagen er dazu benötigt.

Selbstverständlich ist es hilfreich, wenn der Monitor einen Platz zum Arbeiten vorfindet. In einem kurzen Gespräch mit dem Prüfer werden Schwerpunkte und aktuelle Probleme besprochen und der Zeitplan abgesteckt. Der Monitor prüft nun sämtliche studienrelevanten Unterlagen. Dazu gehört, dass

- alle Einwilligungserklärungen in der richtigen Version vom Prüfer und Patienten unterzeichnet im Prüfzentrumsordner verfügbar sind,
- alle Daten in den Erhebungsbögen vollständig, korrekt, lesbar und wahrheitsgemäß eingetragen sind und ein Vergleich mit den sogenannten Quelldaten (Patientenakte, Laborbefunde, EKGs etc.) möglich ist,
- die Prüfung der Dokumentation der unerwünschten Ereignisse einschließlich sämtlicher Begleitmedikationen erfolgt ist,
- alle schwerwiegenden unerwünschten Ereignisse ordnungsgemäß gemeldet wurden,
- die Studie laut Prüfplan durchgeführt wird, zum Beispiel: die Einhaltung der vorgegebenen Zeitfenster,
- alle Laborberichte zeitnah auf klinische Signifikanz geprüft, unterzeichnet und datiert wurden,
- falsche Einträge GCP-konform korrigiert wurden, das heißt abgezeichnet, neu datiert und der falsche Eintrag nur einmal durchgestrichen wurde, der ursprüngliche Wert muss noch lesbar sein,
- die Studienmedikation und Notfallumschläge ordnungsgemäß gelagert sind und die Kontrolle der Temperaturlogs erfolgt,
- die Aus- und Rückgabe von Studienmedikation entsprechend dokumentiert sind, sogenannte »Drug Accountability«,
- alle Studienmaterialien noch in ausreichendem Maße vorhanden sind,
- Änderungen beim Studienpersonal entsprechend auf dem »Site Delegation Log« dokumentiert und Wechsel von Prüfern den Ethik-Kommissionen und lokalen Behörden gemeldet werden,
- der Prüfzentrumsordner komplett und aktuell ist.

Immer wenn der Monitor mit CRF-Einträgen nicht einverstanden ist, wird er Klebzettel mit einem Kommentar an die Seiten heften. Sinnvoll ist es, bei sich wiederholenden Fehlern die CRF-Seiten der Folgebesuche ebenfalls mit Klebzetteln zu markieren. Darauf kann zum Beispiel stehen:

- »PK-Probe nicht vergessen«
- »Kopfschmerzen: wann Ende?«
- »Zurückgebrachte Tablettenzahl muss zwischen 30–34 liegen. Bitte prüfen.«
- »Neue Version der Einwilligungserklärung unterschreiben lassen.«

Alternativ listet der Monitor stichpunktartig die unklaren Punkte auf. Anhand dieser Liste geht er dann systematisch den Erhebungsbogen gemeinsam mit dem Studienassistenten oder dem Prüfer durch und die entsprechenden Punkte werden ergänzt oder korrigiert. So verfügt der Monitor gleichzeitig über eine Dokumentation seiner Arbeit.

Meist wird der nächste Monitoringtermin am Ende eines Besuchs mit dem Studienpersonal vereinbart. Die Besuchsfrequenz ist in der Regel im Monitoringplan vorgeschrieben. Rekrutiert ein Zentrum gar keinen Patienten oder überproportional viele, wird die Besuchsfrequenz natürlich entsprechend angepasst. Sinnvoll ist es auch, wenn sich Prüfer und Monitor über zeitliche Abwesenheiten oder Vertretungsregelungen in der Zeit bis zum nächsten Monitoring gegenseitig informieren. Nach etwa einer Woche erhält das Prüfzentrum vom Monitor nochmals eine Zusammenfassung der Ergebnisse des Monitorings (engl.: Follow up Letter).

Ein guter Monitor ist kommunikativ, gewissenhaft, aber nicht pedantisch, engagiert und unterstützend. Ein guter Prüfer ist sorgfältig, engagiert, kritikfähig und kooperativ.

15   Abschluss einer Studie

Das Ende einer Studie zeichnet sich häufig dadurch ab, dass nur noch wenige Patienten bis zum Erreichen des Rekrutierungsziels fehlen. Ist diese Zahl erreicht, erfolgen als nächstes die Vorbereitungen zum Datenbankschluss.

Dazu gehört, dass der Monitor zum vorletzten Mal kommt, um die letzten Daten der von Ihnen eingeschlossenen Patienten zu monitorieren. Für den Prüfer ist damit der »praktische Teil« an der Studie weitgehend abgeschlossen, aber einige Dinge sind doch noch zu erledigen: Häufig sind noch Queries zu beantworten, die Seiten der elektronischen Erhebungsbögen müssen abschließend vom Prüfer unterzeichnet werden.

Beim Abschlussbesuch (engl.: Close Out Visit) räumt der Monitor bei Ihnen in Bezug auf studienspezifische Dinge auf. Bei jedem Dokument muss der Monitor sich zwischen folgenden drei Möglichkeiten Archivieren, Vernichten, Zurückschicken entscheiden:

Archivieren: Generell müssen die Prüfzentrumsordner von Ihnen als Prüfer für 10 Jahre archiviert werden (siehe auch GCP-V § 13 (10)). Dies gilt auch für sämtliche studienbezogene Unterlagen der Patienten.

Vernichten: Alles studienbezogene, aber keinem Patienten zugeordnete Material wird vernichtet. Dazu zählen nicht verwendete Laborkits, nicht ausgefüllte Erhebungsbögen, laminierte Ablaufpläne, Exemplare von Prüfplänen, die mehrfach vorliegen, usw.

Zurückschicken: Generell ist für die Prüfmedikation, insbesondere deren Vernichtung, der Sponsor verantwortlich. Gebrauchte und nicht verwendete Prüfmedikation wird an den Sponsor zurückgesandt. Dies gilt aus hygienischen Gründen nur nicht für gebrauchte Infusionsflaschen oder Spritzen. Dazu erstellt der Monitor eine ausführliche Inventarliste der ausgegebenen und der nicht ausgegebenen Medikation. Diese »Drug Accountability« erfolgt nun nicht mehr patientenspezifisch, sondern für die gesamte Prüfmedikation. Außerdem werden zentral zur Verfügung gestellte EKG-Geräte, Fotoausrüstungen, Laptops etc. gern von den Sponsoren wieder gesehen.

Der Monitor fertigt von einigen Dokumenten des Prüfzentrumsordners Kopien an, die beim Sponsor im zentralen Studienordner (engl.: Trial Master File) abgelegt werden. Dies gilt ausdrücklich nicht für Listen, auf denen Patientennamen genannt werden.

Ideal ist es, wenn sich Sponsoren nach Studienende noch die Zeit und das Geld nehmen, zu einem Abschlusstreffen einzuladen. Dann können beide Seiten – sowohl die Prüfer, die praktisch mit den Patienten gearbeitet haben, als auch das Personal des Auftraggebers – miteinander in Gedankenaustausch treten. Abschlusstreffen werden zu unserem Bedauern nur selten durchgeführt.

Praxistipp:
Prüfer sollten auch nach dem Studienabschluss auf kritische Punkte der Studiendurchführung hinweisen.

Bericht eines Prüfers:
»Ich besuchte als Prüfer ein Abschlusstreffen einer großen internationalen multizentrischen Studie, in der es um die Behandlung älterer Patienten ging. Dabei wurde diskutiert, dass die Häufigkeit von dokumentierten unerwünschten Ereignissen und die Abbruchraten in den beteiligten Ländern völlig unterschiedlich waren. Es schloss sich eine sehr konstruktive Diskussion darüber an, dass offenbar auch die gesellschaftlichen Bedingungen in verschiedenen Ländern und Regionen einen Einfluss auf Studienergebnisse haben. Daher stößt eine ausschließliche Studiendurchführung in bestimmten Regionen der Welt und eine kompetitive Rekrutierung von Studienpatienten an klare Grenzen, da so die Ergebnisse von klinischen Prüfungen verzerrt werden können.«

16   Ein Audit droht – was nun?

Inhaltlich sind ein Audit oder eine Inspektion (siehe auch GCP-V § 3 (5)) nichts anderes als ein Monitoring – allerdings bei wesentlich erhöhtem Adrenalinspiegel auf Seiten der Geprüften. Um es mit Begriffen aus dem Qualitätsmanagement zu formulieren: das Monitoring ist die Qualitätskontrolle und ein Audit beziehungsweise eine Inspektion ist eine Form der Qualitätssicherung.

Rein formal melden sich Auditoren (meist im Auftrag des Sponsors) oder Inspektoren (im Auftrag der Behörde) schriftlich an. Bei der Terminplanung ist zu berücksichtigen, dass der verantwortliche Monitor es zeitlich schafft, Sie im Vorfeld des Termins mindestens einmal zu besuchen. Dabei prüft er (erneut) die relevanten Unterlagen, wie:

- Patienteninformationen/Einwilligungserklärungen (wer hat wann unterschrieben, eigenhändig datiert, Version, Ablage im Prüfzentrumsordner),
- Vollständigkeit und Aktualität des Prüfzentrumsordners einschließlich aller darin enthaltenen Listen,
- Dokumentation der SAEs, Ablage der Originale,
- Dokumentation der Prüfmedikation (Verwendungszeitraum, Mengen bzw. Stückzahlen, wann ausgegeben, wann wie viel zurückbekommen, schriftliche Dokumentation über die regelmäßige Kontrolle der Lagerbedingungen),
- Dokumentation der Patientendaten zunächst in der Patientenakte (insbesondere über den Einwilligungsprozess und unerwünschte Ereignisse) und anschließend im Erhebungsbogen; Übereinstimmung der Daten; zeitnahe, korrekte und lesbare Dokumentation,
- Gewährleistung Ihrer Sorgfaltspflicht als Prüfer: sind alle EKGs und Laborberichte gesehen und bewertet (Nachweis dafür durch Unterschrift mit Datum).

Im Prüfplan oder/und im Prüfervertrag ist in der Regel festgeschrieben, dass Sie Inspektoren oder Auditoren Zugang zu Ihren Räumen gewähren müssen. In der Regel sollten Sie rechtzeitig vor dem Termin einen Ablaufplan und gegebenenfalls eine Liste der Dokumente oder Patientenakten, die während des Audits geprüft werden, erhalten. Falls diese bis eine Woche vor dem geplanten Termin nicht vorliegt, fordern Sie diese an.

Meist wird formuliert, dass zu Beginn ein Treffen mit dem gesamten Studienpersonal geplant ist, tatsächlich sollten daran auch möglichst alle teilnehmen. Hier bietet es sich für den verantwortlichen Prüfer an, die grundlegende Organisations-

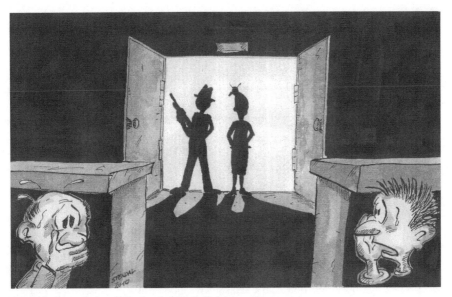

Wenn keiner da ist, fällt das Audit vielleicht aus?

struktur des Prüfzentrums zu erläutern. Sollte beispielsweise eine Apotheke in die Studiendurchführung involviert sein, so wird eventuell auch ein Termin mit dem dortigen Verantwortlichen vereinbart. Es ist gut, wenn den Auditoren ein Raum zur Verfügung steht, in dem sie ungehindert arbeiten können. Vielleicht ist auch ein Kopierer verfügbar.

Prinzipiell sieht sich ein Auditor oder ein Inspektor sämtliche Unterlagen und Dokumente an. Dabei notiert er Fragen oder gegebenenfalls auch Mängel (engl.: Findings). Ideal ist es, wenn eine Person während der ganzen Zeit – ein Audit der amerikanischen »Food and Drug Administration« kann bis zu fünf Tage dauern – zur Verfügung steht, die weitere Unterlagen bereitstellt oder auch Kopierarbeiten übernimmt.

Es werden zu vereinbarten Terminen Befragungen der einzelnen Mitarbeiter durchgeführt, beispielsweise über bestimmte Prozessabläufe. Sollten Sie an einer Stelle unsicher sein, bitten Sie um etwas Zeit und informieren Sie sich.

Abschließend findet in der Regel wieder ein Gespräch statt, zu dem alle eingeladen sind. Hier wird Ihnen in groben Zügen das Ergebnis des Besuchs mitgeteilt, werden beispielsweise wesentliche Fehler genannt.

Etwa 14 Tage später erhalten Sie den Auditbericht, der eine Zusammenfassung enthält sowie eine Auflistung sämtlicher festgestellter Mängel. Nun haben Sie die Möglichkeit, diese zu kommentieren bzw. anzugeben, wie diese künftig vermieden werden sollen. Machen Sie realistische Angaben, schließlich ist bei gravierenden Mängeln mit einer erneuten Überprüfung zu rechnen.

Die Ergebnisse der Inspektionen, die die amerikanische Zulassungs- und Überwachungsbehörde (Food and Drug Administration, FDA) durchgeführt hat, sind im Internet öffentlich zugänglich. Eine detaillierte Auswertung der Daten wurde durch J. Karlberg (Karlberg 2009, S. 194–212) vorgenommen: zwischen 1997 und 2008 wurden 3.818 FDA-Inspektionen durchgeführt, davon waren 3.304 (86,5 %) sogenannte Datenaudits und 514 (13,5 %) Inspektionen bestimmter Fälle.

Die meisten Fehler, die dabei identifiziert wurden, waren:

- Prüfplanverstöße (34,2 %),
- unadäquate und ungenaue Dokumentation (25,1 %),
- unadäquate Dokumentation der Prüfmedikation (9,6 %),
- unadäquate Einwilligungserklärung (8,9 %),
- Fehler beim Berichten unerwünschter Ereignisse (8,5 %).

Osteuropa mit insgesamt 150 FDA-Inspektionen hat die besten Ergebnisse. So haben nur 3,3 % der Prüfzentren in Osteuropa drei oder mehr Defizite im Vergleich zu 20,2 % der Zentren in Europa.

Praxistipps für ein erfolgreiches »Bestehen« eines Audits:

- Ruhe bewahren
- Planen Sie unbedingt genügend Zeit ein.
- Auch wenn Sie als Prüfer über gutes Studienpersonal verfügen, das engagiert und selbständig arbeitet, sollten Sie als Verantwortlicher natürlich über Prüfplan, Organisationsstrukturen, Abläufe, Dokumentation, (geplante) Archivierung usw. bestens Bescheid wissen, Sie als Prüfer tragen die Verantwortung, die Sie nicht delegieren können.
- Aufbewahrung der Passwörter beispielsweise für die Randomisierung per Telefon oder webbasiert: Das Passwort bitte nicht an die Unterseite der Tastatur kleben, sondern unzugänglich für andere aufbewahren, jede Person benötigt ein eigenes Passwort.
- Nur das erzählen, wonach wirklich gefragt wurde (nicht schwatzhaft sein).
- Erklären Sie mit wenigen Worten, keine Diskussionen.
- Äußerungen wie: »Dafür habe ich in meiner Klinik nun wirklich keine Zeit, ich muss schließlich Leben retten« vermeiden! Gemäß GCP-Leitlinie (Punkt 4.2.2) verfügen Sie über entsprechend notwendiges Personal und auch Zeit für die Studiendurchführung.
- Prüfen Sie, wie das Schließsystem funktioniert, wie Zugänge zu Räumen, Schränken und Prüfmedikation geregelt sind.

Und: Gegen eine maßvolle Bereitstellung von Getränken und Gebäck hat sicher auch ein Inspektor nichts einzuwenden, auf Einladungen in Restaurants sollte verzichtet werden.

17 Statistische Auswertung und Ergebnisdarstellung einer Studie

Jens Preil[1]

Vom Nutzen nachweisorientierter Medizin ...

Im British Medical Journal wurde 1948 eine klinische Studie zur Behandlung von Lungentuberkulose mit Streptomycin veröffentlicht, in der die Methode der Randomisierung zum ersten Mal explizit beschrieben wurde (Medical Research Council 1948, S. 769–782). Allerdings sollen die Ärzte das neue, nur in sehr geringen Mengen verfügbare Antibiotikum weniger aus wissenschaftlich-methodischen Gründen randomisiert (also zufallsbasiert) an ihre Patienten abgegeben haben, als aus Gewissensnot, um nicht selbst entscheiden zu müssen, wer die Chance einer Behandlung erhält.

Die Einführung randomisierter kontrollierter Studien (engl.: Randomized Controlled Trial, RCT) in die klinische Forschung war ohne Zweifel einer der wichtigsten Meilensteine auf dem Weg zu einer Medizin, die sich auf empirische Wirksamkeitsnachweise stützt, statt nur auf die Meinung des behandelnden Arztes (Doll 1998, S. 1217–1220). Systematisch durchgeführte Beobachtungen und Interventionen vermindern subjektive Verzerrungen und damit Fehler oder falsche Schlüsse, liefern schließlich Informationen, die brauchbarer sind, und eine verlässlichere Grundlage für Ihre Behandlungskunst, die im Extremfall über Leben und Tod entscheidet. Dieser Impetus führte in den vergangenen Jahrzehnten zur Fortentwicklung klinischer Studien und der nachweisbasierten oder -orientierten Medizin (engl.: evidence-based medicine, EBM). In der klinischen Praxis bedeutet EBM die Integration der besten verfügbaren Ergebnisse aus systematischer klinisch-relevanter Forschung mit individueller klinischer Expertise unter Berücksichtigung der Bedürfnisse und Präferenzen des Patienten (Sackett et al. 1997). Diese bündige Definition von EBM der Gruppe um David Sackett, den Schöpfern des Konzeptes, konfrontiert Sie in der klinischen Praxis mit zwei Problemen: der Verfügbarkeit und der Qualität von Forschungsergebnissen.

---

1 Ist im globalen Projektmanagement eines international tätigen forschenden Pharmaunternehmens tätig und leitet die Bereiche Risiko- und Wissensmanagement für Arzneimittelentwicklungsprojekte.

Heute gibt es über 23.000 biomedizinische Zeitschriften; in einem Jahr erscheinen mehr als zwei Millionen Artikel, etwa 8.000 neue klinische Studien werden jährlich veröffentlicht, davon 4.400 Seiten oder über 1.100 Artikel allein im British Medical Journal und im New England Journal of Medicine (Ad hoc working group for critical appraisal of the medical literature 1987, S. 598–604; Olkin 1995, S. 457–472). Derzeit verdoppelt sich das gesamte medizinische Wissen alle fünf Jahre (Dietzel 2002, S. 1417–1419). Unmöglich, sich in seinem Fachgebiet aus der Fülle der Originalliteratur auf dem neuesten Stand des Wissens zu halten oder gar zu bewerten, welche Information verlässlich sind.

Um Ihnen eine nachweisorientierte Entscheidungsgrundlage für das klinische Handeln zu liefern, gehört es zum methodischen Repertoire von EBM, alle zu einem bestimmten Thema relevanten Studien systematisch auszuwählen, nach ihrer Güte kritisch zu bewerten und daraus qualitative Übersichtsarbeiten, systematische Berichte (engl.: systematic reviews) zu erstellen oder Metaanalysen durchzuführen, indem statistische Methoden zur Kombination und Zusammenfassung der Ergebnisse angewandt werden.

Übersichtsarbeiten und Metaanalysen sind wertvolle Instrumente, um die Unsicherheit hinsichtlich der Wirksamkeit und das Risiko ärztlicher Entscheidungen weiter zu reduzieren. Sie bilden eine wichtige Basis für evidenzbasierte Leitlinien und die systematische Bewertung medizinischer Technologien.

Die Gültigkeit und Verlässlichkeit der Aussagen solcher Übersichtsarbeiten und Metaanalysen steht und fällt naturgemäß mit der Verfügbarkeit, Auswahl und Qualität der primären Quellen.

... und ihren Grenzen

Es ist kein Geheimnis, dass die Anreizsysteme der wissenschaftlichen Publikationsmaschine, zumindest für klinische Forscher im akademischen Bereich, Quantität vor Qualität fördern. Das beinhaltet leider auch die Fragmentierung von Studienberichten in das, was als »kleinste publizierbare Einheit« bezeichnet wird. Studien sind oft zu klein, zu kurz, schlecht berichtet oder adressieren die falschen Fragen. Methodische Unzulänglichkeiten verzerren Ergebnisse. Die ethischen Aspekte klinischer Studien werden nicht selten übersehen. Die Bedürfnisse der Patienten werden entweder nicht berücksichtigt oder vergessen, viele Studienteilnehmer haben nur eine begrenzte Vorstellung davon, was mit ihnen passiert.

Jedoch sind Fehler nicht nur in den Arbeiten selbst zu suchen. Der ganze Betrieb wissenschaftlicher Kommunikation ist Teil sozialer Systeme und damit Einflüssen ausgesetzt, die nicht durch einzelne Gutachter oder Prüfungsausschüsse kontrolliert werden können. Obwohl die Institution des »peer reviews« die Qualität der publizierten Ergebnisse wesentlich verbessert hat, sind auch wissenschaftliche Zeitschriften weder objektiv noch unparteiisch. Politische, soziale und ökonomische Zwänge beeinflussen und färben die Auswahl der Berichte und die Schlüsse, die aus Forschungsergebnissen gezogen werden.

Herausgeber von Zeitschriften und Gutachter neigen dazu, eingereichte Beiträge bevorzugt zu veröffentlichen, die klar positive (manchmal auch klar negative) Ergebnisse zeigen. Darüber hinaus halten Forscher selbst Berichte häufig zurück, die keine eindeutigen Ergebnisse demonstrieren. Überrepräsentiert sind auch Publikationen positiver Resultate von Studien, die durch die pharmazeutische Industrie gesponsert wurden (Schott et al. 2010, S. 295–301). Zudem erbringen von Pharmafirmen finanzierte Studien häufiger positive Ergebnisse.

Ein eindrückliches Beispiel ist die Prüfung der Wirksamkeit von SSRIs im Kindes- und Jugendalter. Publiziert wurden 37 von 38 Studien, welche die FDA positiv bewertete. Jedoch wurden von 34 Studien, deren Ergebnisse die FDA als negativ oder fragwürdig beurteilte, 22 nicht publiziert und 11 so veröffentlicht, dass indirekt ein positives Ergebnis impliziert war (Turner et al. 2008, S. 252–262). Dieses Phänomen ist unter dem Begriff Publikationsbias bekannt und eines der großen Schwachstellen im Forschungsgeschäft.

Ein anderes Problem stellt die hohe Redundanz wissenschaftlicher Veröffentlichungen dar. In einem bemerkenswerten Fall ergab eine Untersuchung, dass ein Viertel aller zu einem bestimmten Thema publizierten Berichte Duplikate waren (Tramèr et al. 1997, S. 1088–1092).

Angesichts dieser Verzerrungen der zugänglichen Datenlage sollten Sie bei der Lektüre von Metaanalysen darauf achten, dass die Primärliteratur eine gute Qualität hat, die Variationsbreite der Reaktion auf die Behandlung in einer Testgruppe klein und gut verstanden ist und die Fragestellung auf einen spezifischen kritischen Endpunkt fokussiert.

Jedoch versucht der Wissenschaftsbetrieb dem Publikationsbias durch die Schaffung umfassender Datensammlungen unabhängig von ihrem Publikationsstatus zu begegnen. Eine bedeutende Quelle dieser Art ist das von der Cochrane Collaboration geführte Cochrane Controlled Trials Register. Diese Organisation hat sich zum Ziel gesetzt, systematische Übersichtsarbeiten zur Bewertung von medizinischen Therapien zu erstellen, aktuell zu halten und zu verbreiten.

Die große Variabilität der Daten, ihre Inkonsistenz und mangelhafte Studienberichte sind ein weiterer Schwachpunkt in der Synthese von Ergebnissen verschiedener Einzelarbeiten. Das führte ein Konsortium von Wissenschaftlern und Gutachtern zur Entwicklung von Checklisten, welche die Qualität von Studienberichten standardisieren und verbessern sollen. Das sogenannte CONSORT-statement ist ein empfehlenswerter Leitfaden (Moher et al. 2004, T16–T20), der Ihnen beim Verfassen, aber auch beim Lesen von Studienberichten gute Dienste leisten kann (http://www.consort-statement.org).

Wie die Qualität wissenschaftlicher Veröffentlichungen beurteilt werden kann

Eine Beurteilung der Qualität von Einzelstudien nach bestimmten Kriterien ist also notwendig, um einige der beschriebenen Verzerrungen zu reduzieren, wenn Studien in systematischen Übersichtarbeiten zusammengefasst werden. Darüber hinaus geben Ihnen solche Qualitätskriterien ein Instrument an die Hand, das hilft, Ergebnisse einzelner Studien zu interpretieren und verschiedene Studien miteinander zu vergleichen.

Es gibt eine Reihe von Qualitätskriterien, die sich im Wesentlichen auf folgende Bereiche beziehen: patientenrelevanter Nutzen der Ergebnisse, ihre Übertragbarkeit auf andere Kontexte, z. B. auf den klinischen Alltag, die innere Schlüssigkeit einer Studie sowie Aspekte des Studiendesigns, die Rückschlüsse auf die Ergebnissicherheit zulassen. Verschiedene Kataloge und Checklisten von Kriterien zur Beurteilung der Studienqualität finden Sie zum Beispiel in gut lesbaren Übersichtsarbeiten des Deutschen Ärzteblatts. Hier sollen nur die wichtigsten Konzepte erläutert werden:

Beim Beginn der Lektüre

Sie sollten sich zunächst fragen, ob die Autoren überhaupt einer Frage nachgehen, die klinisch relevant ist und deren Lösung einen patientenrelevanten Nutzen verspricht. Möglicherweise ist sie auch besonders innovativ oder Sie bemerken ein wenig erfreuliches »Nachkochen« bereits gesicherter Ergebnisse. Die Fragestellung soll dabei der Phase der klinischen Entwicklung entsprechen. So ist es sinnvoll, in einer Erstanwendung am Menschen das pharmakokinetische Profil der neuen Substanz zu erheben und nicht deren spezifische Wirksamkeit zu testen. Orientieren Sie sich auch, ob die grundlegenden Annahmen und Aussagen durch Literaturangaben nachvollziehbar belegt sind.

Was nützt dem Patienten?

Das Sozialgesetzbuch macht dazu klare Vorgaben: Verbesserung des Gesundheitszustandes, eine Verkürzung der Krankheitsdauer, eine Verlängerung der Lebensdauer, eine Verringerung der Nebenwirkungen sowie eine Verbesserung der Lebensqualität (https://www.iqwig.de/methoden.427.html). Diese Nutzendimensionen sollten durch die in einer Studie gewählten Endpunkte dargestellt werden. Als sekundäre Zielgrößen könnten der interventions- und erkrankungsbezogene Aufwand und die Zufriedenheit der Patienten mit der Behandlung berücksichtigt sein. Achten Sie darauf, ob die Endpunkte die aufgeführten Nutzendimensionen direkt abbilden oder ob es sich um validierte (oder womöglich nicht validierte) Surrogatparameter handelt.

Interne Validität

Etwas aufwändiger ist die Beurteilung der inneren Schlüssigkeit (interne Validität) der Studie. Sie ist ein Maß für die Sicherheit, mit der die Autoren behaupten können, dass sich die beobachteten Effekte tatsächlich auf die Behandlung oder die Interventionen zurückführen lassen. Hier geht es also um die Kontrolle oder den Ausschluss von Nebenbedingungen, die einen Einfluss auf das Ergebnis haben könnten, zum Beispiel die Vorurteile der Prüfer und Patienten, Begleitmedikationen oder der Einfluss von Komorbidität, bestimmte Nahrungsmittel, ärztliche Zuwendung, die Art der Verabreichung der Prüfsubstanz, Tageszeit der Medikamenteneinnahme, aber auch Unterschiede innerhalb der Studienpopulation selbst. Der Begriff randomisierte kontrollierte Studie trifft demnach eine Aussage über die interne Validität. Häufig wird sie durch die Auswahl ungeeigneter Endpunkte gemindert, beispielsweise die Wahl des Blutdrucks als primäre Zielgröße in einer Phase-III-Studie, oder durch das selektive Berichten positiver Ergebnisse. Nicht selten werden auch zu wenige Patienten eingeschlossen, um eine klinische Wirksamkeit statistisch signifikant belegen zu können, oder ungeeignete statistische Verfahren zur Analyse der Ergebnisse herangezogen. Stellen Sie sich beim Lesen einer Publikation folgende Fragen, um die interne Validität einer Studie zu beurteilen:

1. Liegt ein a priori verfasster Prüfplan mit einer a priori formulierten Hypothese vor?
2. Sind die Endpunkte genau definiert und entsprechen sie der Fragestellung?
3. Werden Aussagen zur Fallzahl diskutiert bzw. wurden genug Fälle eingeschlossen?
4. Gibt es klare Regeln, in welchen Fällen die Studie abgebrochen werden muss?
5. Werden Angaben zu Datenverlusten gemacht (drop-outs, loss to follow up, missing values)?
6. Wird zwischen einer Intention-to-treat-Analyse und einer Per-Protocol-Analyse unterschieden?
7. Wird diskutiert, warum vorliegendes Design bzw. statistische Methodik verwendet wurde?
8. Werden alle Schlussfolgerungen durch die Ergebnisse der Studie gestützt?

Eine ausführliche Checkliste finden Sie z. B. im Deutschen Ärzteblatt (Prel et al. 2009, S. 100–105).

Externe Validität

Eine methodisch einwandfrei durchgeführte Studie sagt zunächst noch nichts aus über die Übertragbarkeit der Ergebnisse von den speziellen Studienbedingungen auf die alltägliche Praxis. Diese Generalisierbarkeit wird als externe Validität bezeichnet. Sie ist besonders für Phase-III-Studien von großer Bedeutung. Eine hohe externe Validität hängt vor allem von Ein- und Ausschlusskriterien ab, die der klinischen Praxis möglichst nahe kommen und a priori klar formuliert sein sollten. Wenn Sie sich Metaanalysen anschauen, achten Sie insbesondere auf eine mögliche Heterogenität der verschiedenen Studienpopulationen. Lassen sie sich überhaupt miteinander vergleichen? Einen wichtigen Einfluss hat auch die Wahl einer geeigneten Kontrollgruppe. So ist es in der Regel wenig aussagekräftig und darüber hinaus unethisch, gegen Placebo zu testen, wenn es etablierte Therapiestandards gibt. Ebenso ist die Generalisierbarkeit von Ergebnissen eingeschränkt, wenn zwei experimentelle Prüfsubstanzen miteinander verglichen werden. Das Gleiche gilt für Studienpopulationen, die nach besonders strikten Kriterien eingeschlossen werden: Es ist dann nicht verwunderlich, wenn Patienten mit fortgeschrittenem Krebsleiden unerwartet gute Behandlungsergebnisse zeigen.

Am Rande sei bemerkt, dass eine hohe interne Validität durch rigorose Kontrolle möglichst vieler »störender« Nebenbedingungen zu Lasten der Übertragbarkeit der Ergebnisse geht. Die Bedingungen des kontrollierten Experiments, wie sie idealerweise in RCTs verwirklicht werden, stimmen selten mit dem klinischen Alltag überein. Somit ist bei der Interpretation von Ergebnissen und der Auswahl einer geeigneten Methodik, die der Fragestellung und dem Untersuchungsgegenstand einer Studie am besten entspricht, große Sorgfalt und Kreativität geboten.

In jedem Fall aber muss ein Studiendesign eine grundlegende Ungewissheit über den Ausgang der Prüfung gewährleisten. Dieser ethische Grundsatz wird Equipoise (Gleichgewicht) genannt. Sobald ausreichend Daten vorliegen (sei es durch Interimsanalyse oder wissenschaftliche Veröffentlichungen), welche die Überlegenheit einer der getesteten Therapien beweisen, gilt das Prinzip des Gleichgewichts als verletzt und die Studie muss beendet werden.

Ergebnissicherheit

Am besten würde man natürlich einen kausalen Zusammenhang zwischen einer Ursache und ihrer Wirkung direkt beobachten. Leider ist das nicht möglich. Man kann durch die Auswertung empirisch erhobener Daten lediglich auf einen Kausalzusammenhang schließen, ihn aber praktisch nicht beweisen wie einen mathematischen Satz. Grundsätzlich sind alle auf empirischen Befunden beruhende Aussagen widerlegbar und deshalb unsicher.

Wenn sich die Art der Ursache-Wirkungs-Beziehung schon nicht beweisen lässt, dann möchten Sie bestimmt abschätzen können, wie richtig Sie mit einer Aussage darüber liegen. Das führt uns wieder zum Studiendesign zurück. Je mehr andere, das Ergebnis beeinflussende Faktoren ganz oder weitgehend ausgeschaltet werden, desto sicherer können Sie von einem kausalen Zusammenhangs zwischen Intervention und Effekt ausgehen. Abhängig vom Untersuchungsgegenstand kann das eine kontrollierte Interventionsstudie eher leisten als prospektive oder retrospektive Beobachtungsstudien.

Vor diesem Hintergrund klassifiziert EBM klinische Studien nach ihrer Aussagefähigkeit. Dazu werden Studien nach den Empfehlungen der Agency for Health Care Policy and Research (AHCPR) in verschiedene Evidenzklassen von Ia bis IV eingeteilt (s. **Tab. 1**). Eine höhere Evidenzklasse bedeutet eine größere »Empfehlungsstärke« für die geprüfte Therapie. So hat EBM die randomisierte kontrollierte Studie zum Goldstandard bei der Bewertung zumindest medikamentöser Interventionen erhoben. Sie gehört zusammen mit systematischen Übersichten von RCTs zur Klasse I. In Klasse II und III folgen nicht randomisierte Interventionsstudien, prospektive und retrospektive Beobachtungsstudien sowie nichtexperimentelle Studien (Fallserien und Fallberichte). Klasse IV beinhaltet Berichte und Meinungen von Experten oder klinische Erfahrung anerkannter Autoritäten.

Tab. 1:   Evidenzklassen

Klasse		Anforderungen an die Studien
I	**Ia**	Evidenz aufgrund einer systematischen Übersichtsarbeit randomisierter kontrollierter Studien (evtl. mit Metanalyse)
	Ib	Evidenz aufgrund mindestens einer hoch qualitativen, randomisierten kontrollierten Studie
II	**IIa**	Evidenz aufgrund mindestens einer gut angelegten, kontrollierten Studie ohne Randomisierung
	IIb	Evidenz aufgrund einer gut angelegten, quasi-experimentellen Studie
III		Evidenz aufgrund gut angelegter, nicht experimenteller deskriptiver Studien
IV		Evidenz aufgrund von Berichten/Meinungen von Expertenkreisen, Konsensuskonferenzen und/oder klinischer Erfahrungen anerkannter Autoritäten

(Quelle: http://www.ebm-netzwerk.de/grundlagen/images/evidenzklassen.jpg/view)

Diese Kategorisierung ist jedoch nur eingeschränkt gültig und hat ihren Wert in einem sinnvollen Zusammenhang mit einer dazu passenden Fragestellung und dem entsprechenden Beobachtungsgegenstand. Zum Beispiel erwiesen sich RCTs als ungeeignet, Unterschiede im Vorkommen spontaner Zwischenfälle zwischen Verum- und Placebogruppe aufzuzeigen. Auch sind manche Erkrankungen derart selten, dass kaum jemand RCTs als sensibles Messinstrument betrachten würde (Rawlins 2008, S. 579–588).

Auch eine quantitative Bewertung der Ergebnissicherheit ist möglich. Sie steht in unmittelbarem Zusammenhang mit der Anzahl der in der Studie untersuchten

Patienten sowie dem Vertrauensbereich oder Standardfehler des Ergebnisses. Diese Konzepte werden im Folgenden vorgestellt.

Die Kunst des Vermutens

Das Problem, vor dem Sie bei der Auswertung klinischer Studien stehen, liegt darin, dass in der Regel nie *alle* Fälle (z. B. *alle* Patienten mit einer bestimmten Erkrankung) untersucht werden können. Sie müssen sich mit Stichproben begnügen: 100, 300 manchmal auch 10.000 Patienten pro Studie oder Vergleichsgruppe. Die Statistik hilft Ihnen nun dabei, auf der Basis dieser Stichproben Aussagen über die Gesamtpopulation, z. B. *alle* männlichen Hypertoniker, zu treffen und nicht nur über die Patienten, die in einer Studie eingeschlossen wurden. Da der Statistiker dazu Annahmen treffen muss, die hoffentlich zur Studienpopulation passen, sind diese Aussagen nur mit gewissen Einschränkungen gültig. Um sich bei diesen Annahmen nicht lediglich auf ein Bauchgefühl zu verlassen, arbeitet die Statistik mit Wahrscheinlichkeitstheorien.

Folgendes Beispiel soll die statistische Methode veranschaulichen. Sie interessieren sich für den systolischen Blutdruck von Männern und Frauen zwischen 25 und 34 Jahren. Dazu »ziehen« Sie zwei zufällige Stichproben und untersuchen jeweils 10 Männer und Frauen (**Tab. 2**). Aus den Messwerten können Sie die Mittelwerte und empirischen Quantile (also Werte, unterhalb derer sich z. B. 25 % oder 75 % aller gemessenen Blutdruckwerte befinden) berechnen. Diese ergeben einen Anhaltspunkt dafür, wo die Daten auf der Blutdruckskala lokalisiert sind. Man bezeichnet sie deshalb als *Lagemaße* (s. Box-Plot, **Abb. 1**).

Tab. 2:   Die Übersichtstabelle zeigt die Messwerte beider Zufallsstichproben des Fallbeispiels.

Männer RR mmHg	Frauen RR mmHg
125,2	124,3
125,9	120,3
127,4	121,9
128,1	130,1
132,1	128,3
125,2	124,0
124,8	119,9
128,0	123,1
128,2	125,4
129,8	122,2

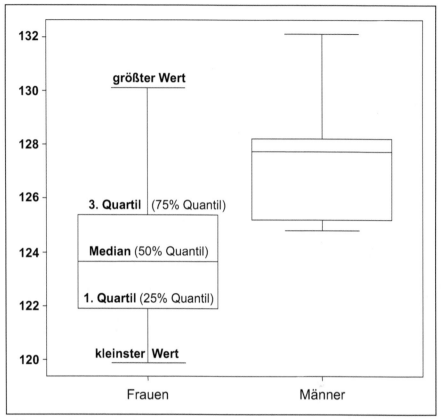

Abb. 1:   Ein Boxplot (Kastengraphik) kann rasch einen Eindruck darüber vermitteln, in welchem Bereich die Daten liegen und wie sie sich über diesen Bereich verteilen. Dazu werden verschiedene Streu- und Lagemaße, also der Median, oberes und unteres Quartil sowie die beiden Extremwerte, dargestellt.

Allerdings sagen diese Maßzahlen wenig darüber aus, wie eng die einzelnen Werte beieinander liegen bzw. wie breit sie verteilt sind (*Streuung*). In **Abbildung 2** liegen beispielsweise die Werte in der schwarzen Gruppe deutlich enger um den Mittelwert als in der grauen oder hellgrauen Gruppe. Über diese Eigenschaften der Stichprobe geben die *Streumaße* empirische Varianz und empirische Standardabweichung Auskunft, die Sie ebenfalls aus den Daten *berechnen* können (deshalb heißen sie *empirisch*). Eine Zusammenfassung aller Werte für Ihre Stichproben finden Sie in **Tabelle 3**.

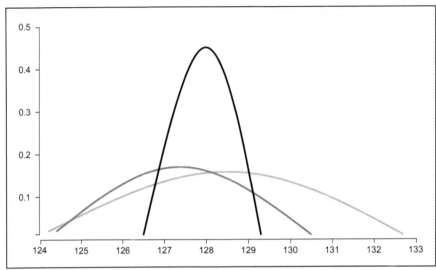

Abb. 2:   Die Abbildung zeigt drei hypothetische Verteilungen des Blutdrucks. Ihre Werte streuen in unterschiedlichem Ausmaß um den Mittelwert. Mathematisch drückt sich dieses Verhalten in unterschiedlichen Varianzen (und Standardabweichungen) aus. Eine hohe Varianz kann auch die Folge von Messungenauigkeiten sein. Die Ordinate gibt die relative Häufigkeit der beobachteten Werte an.

Tab. 3:   Wichtige Lage- und Streumaße zur Beschreibung einer Stichprobe, die graphisch in den Abbildungen 1 und 5 veranschaulicht sind.

Lage- und Streumaße der Stichprobe	Männer	Frauen
Anzahl Probanden	10	10
25 % Quantil (1. Quartil)	125,2	121,9
50 % Quantil (Median)	127,7	123,6
75 % Quantil (3. Quartil)	128,2	125,4
Mittelwert mmHg	127,5	124,0
Varianz mmHg	5,3	10,7
Standardabweichung mmHg	2,3	3,3

Nun wollen Sie wissen, wie es um die Grundgesamtheit bestellt ist, also um den Blutdruck *aller* Männer und Frauen zwischen 25 und 34 Jahren. Sie benötigen also eine Formel, mit der aus den Werten Ihrer Stichprobe geschätzt werden kann, wie sich der Blutdruck in der Gesamtpopulation verhält. Deshalb heißt die Formel auch *Schätzfunktion.*

Solche Modelle ermöglichen eine Aussage darüber, wie sich die in einer Studie untersuchten Merkmale (z. B. systolischer Blutdruck) in der Gesamtpopulation verhalten. In dem gewählten Beispiel gibt das Modell an, wie sich die Wahrscheinlichkeiten auf die möglichen systolischen Blutdruckwerte in der Grundgesamtheit verteilen; also wie wahrscheinlich es ist, einen Wert im Intervall 125 mmHg bis 140 mmHg in der Gesamtpopulation zu messen.

Damit diese wahrscheinlichkeitstheoretischen Modelle anwendbar sind, müssen Sie sicherstellen, dass es sich bei den Messwerten um *unabhängige Zufallsvariablen* handelt. Dafür sorgt die Randomisierung (zufällige Auswahl der Studienteilnehmer für beide Stichproben).

Darüber hinaus sagt Ihnen der gesunde Menschenverstand, dass sich der Blutdruck von Frau Krüger aus Berlin nicht ändert, wenn Sie den Blutdruck von Herrn Huber aus München messen (*Unabhängigkeit der Messwerte voneinander*). In unserem Fall sind die Werte zudem *identisch* verteilt, d. h. Frau Krügers Blutdruck folgt denselben Gesetzmäßigkeiten wie der Blutdruck von Herrn Huber.

Wenn die Messwerte zufällig, unabhängig und identisch verteilt sind, greift man gern auf das Modell der *Normalverteilung* zurück. Das bedeutet, die Blutdruckwerte aller Männer und Frauen zwischen 25 und 34 Jahren verteilen sich wie eine Gauß'sche Glockenkurve (**Abb. 3**). Ähnlich wie Ihre Stichprobe lässt dieses Modell sich durch bestimmte Maßzahlen (hier Parameter genannt) mathematisch genau beschreiben: *Erwartungswert* (μ) und *Varianz*. Der Erwartungswert ist der wahre, aber unbekannte Mittelwert der Population. Er gibt in unserem Fall praktisch den Blutdruck an, den Sie in der Gesamtpopulation der untersuchten Altergruppe am wahrscheinlichsten messen würden. In der Regel nähert sich der Stichprobenmittelwert bei wachsender Stichprobengröße dem Erwartungswert an. Die Varianz ist ein Maß für die Abweichung des untersuchten Merkmals (des Blutdrucks) vom Erwartungswert, sagt also etwas über die Variationsbreite des Merkmals aus. Aus ihr wird die *Standardabweichung* (σ) berechnet.

Aus dem Modell der Normalverteilung leitet sich eine Schätzfunktion her, mit der Sie aus Ihren Stichproben nun die Parameter (Erwartungswert für den systolischen Blutdruck, seine Varianz bzw. Standardabweichung) der Grundgesamtheit schätzen können. Sie ist auch die Basis zur Berechnung von Vertrauensbereichen und Teststatistiken in Hypothesentests. In der Regel versucht die Funktion die Schätzung so zu erstellen, dass das Auftreten der Stichprobe damit am wahrscheinlichsten wird.

Zusammenfassend sei bemerkt, dass statistische Methoden die Realität nicht abbilden wie sie ist, sondern modellieren, und zwar bereits nach Annahmen, die Sie über die Realität treffen. Die Kunst des Vermutens besteht darin, der Realität dabei recht nahe zu kommen.

Trifft man auf dieser Basis eine Entscheidung, z. B. Zulassung eines neuen Medikaments, besteht die Möglichkeit, dass die Entscheidung falsch ist. Das kann passieren, wenn die Stichprobe die Grundgesamtheit nicht widerspiegelt (z. B.

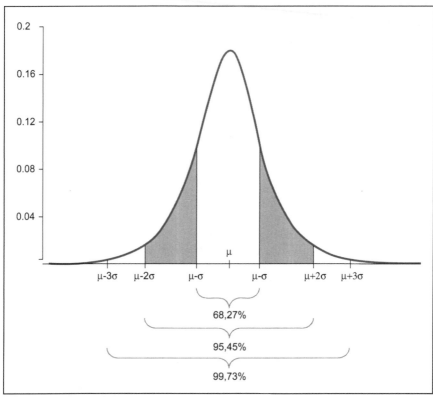

Abb. 3: Wenn man eine Normalverteilung als Modell für die wahrscheinliche Verteilung der Blutdruckwerte in der Gesamtpopulation annimmt, bedeutet dies bezogen auf die Stichproben, dass 68,27 % aller Messwerte eine Abweichung von höchstens einer Standardabweichung vom Mittelwert haben; 95,45 % aller Messwerte maximal in Höhe der doppelten Standardabweichung vom Mittelwert abweichen und 99,73 % aller Messwerte eine Abweichung von höchstens der dreifachen Standardabweichung vom Mittelwert haben. Daraus ergibt sich die typische Glockenkurve.

könnten nur übergewichtige Männer und Frauen untersucht worden sein), die Annahme des statistischen Modells falsch ist (Voraussetzungen stimmen nicht) oder die Stichprobe untypisch ausfällt. Grundsätzlich sollte man deshalb Zufallsstichproben ziehen und bei jeder Analyse mögliche Fehlerquellen betrachten.

Vertrauen ist gut …

Auch wenn statistische Modelle für den Laien etwas gewöhnungsbedürftig sind, haben sie für sich, dass man in ihnen Wünsche unterbringen kann. So möchten Sie sicher gehen, dass die Schätzfunktion den *wahren* Erwartungswert ermittelt und nicht grob daneben liegt. Sie können das Modell also mit einer *Irrtumswahrscheinlichkeit* (α) füttern. Konventionell beträgt diese 5 %. Damit beauftragen Sie die Schätzfunktion gewissermaßen einen Wertebereich zu konstruieren, der den Erwartungswert mit einer Wahrscheinlichkeit von 95 % enthält. Diesen Wertebereich nennt man *Konfidenzintervall* (CI) oder *Vertrauensbereich*. Wenn Sie dabei zulassen, dass der Erwartungswert irrtümlich nach oben oder unten abweichen kann, spricht man von einem zweiseitigen Vertrauensbereich. In der Regel gibt man einen *zweiseitig symmetrischen* Vertrauensbereich an. Symmetrisch, weil die Wahrscheinlichkeit für ein irrtümliches Herausfallen nach beiden Seiten (bzw. nach oben oder unten) dieselbe ist. Bei einem 95 % Konfidenzintervall beträgt die Irrtumswahrscheinlichkeit insgesamt 5 %, wobei der Erwartungswert irrtümlich mit einer Wahrscheinlichkeit von 2,5 % (α/2) nach oben bzw. unten »herausfallen« kann (**Abb. 4**).

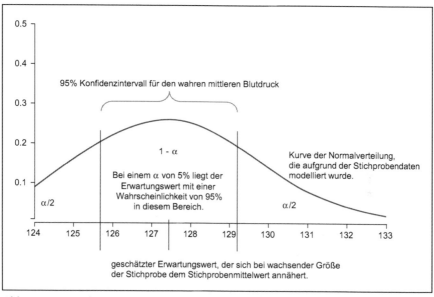

Abb. 4:   Für die Stichprobe der Männer wurde unter Annahme des statistischen Modells der Normalverteilung das 95 % Konfidenzintervall für den wahren mittleren Blutdruck berechnet.

In unserem Beispiel könnte die Anwendung der Schätzfunktion folgende Vertrauensbereiche ergeben: 95 % CI (121,6–126,3) mmHg für Frauen und 95 % CI (125,8–129,1) mmHg für Männer (**Abb. 5**). Aus den Stichproben lässt sich also mit 95 % Wahrscheinlichkeit schließen, dass der Erwartungswert für den systolischen Blutdruck für *alle* Frauen zwischen 25 und 34 Jahren im Bereich von 121,6 bis 126,3 mmHg liegt. Analoges gilt für die Männer. Damit wird auch klar – je kleiner der Vertrauensbereich, desto präziser die Schätzung. Auf der anderen Seite vergrößert sich das Intervall, wenn Sie sich eine kleinere Irrtumswahrscheinlichkeit zugestehen (**Tab. 4**).

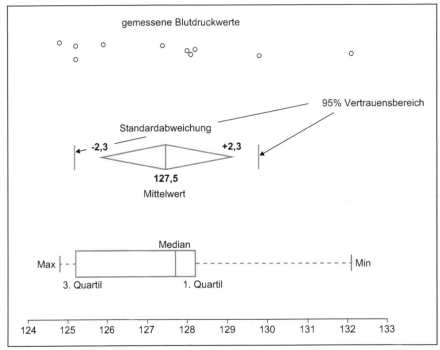

Abb. 5: Die Stichprobe der Männer wird hier auf verschiedene Weise veranschaulicht. Unten begegnen Sie dem Boxplot aus Abb. 1 wieder, im mittleren Bereich sind Lage- und Streumaße der Stichprobe sowie das 95 % Konfidenzintervall für den Erwartungswert dargestellt, und ganz oben finden Sie die einzelnen Messwerte als diskrete Punkte.

Tab. 4: 95 % und 99 % Konfidenzintervalle für den wahren Wert des mittleren Blutdrucks wie sie aus den Stichprobendaten geschätzt wurden. Je kleiner die Irrtumswahrscheinlichkeit, desto breiter wird das Intervall.

	Männer	**Frauen**
95 % CI für den Erwartungswert des mittleren Blutdrucks mmHg	**Männer** 125,8–129,1	**Frauen** 121,6–126,3
99 % CI für den Erwartungswert des mittleren Blutdrucks mmHg	**Männer** 125,0–129,8	**Frauen** 120,8–127,1

Beachten Sie aber, dass die Schätzfunktion bei einer Irrtumswahrscheinlichkeit von 5 % in 5 von 100 Untersuchungen einen Vertrauensbereich konstruiert, der den gesuchten Erwartungswert *nicht* erhält – eben einen Irrtum. Wäre also die Wahl von 1 % Irrtumswahrscheinlichkeit besser? Schauen Sie sich deshalb Ihre Daten an. Haben Sie es mit einer kleinen Stichprobe zu tun? Sind die Werte sehr breit gestreut? Gibt es eine Einschränkung der Zufallsauswahl? Unter diesen Umständen können die üblichen 5 % schon viel zu hoch gegriffen sein. Verlassen Sie sich also nicht auf Konventionen, sondern versuchen Sie die Methoden kritisch an Ihre Daten anzupassen.

Nullhypothese

In der klinischen Forschung und Entwicklung folgt das Testen von Hypothesen im Allgemeinen dem Prinzip der Falsifikation (Proctor und Capaldi 2006). Danach lässt sich eine wissenschaftliche Hypothese zwar nicht beweisen, jedoch widerlegen. Mit anderen Worten (auch hierbei handelt es sich um eine Konvention) ist das Kriterium für den wissenschaftlichen Status einer Theorie ihre Falsifizierbarkeit, Widerlegbarkeit bzw. Überprüfbarkeit. Dementsprechend soll jede Hypothese so formuliert sein, dass sie potentiell widerlegt werden kann.

Was also tun, wenn Sie ein neues Medikament auf überlegene therapeutische Wirksamkeit testen wollen? Ganz einfach – Sie führen eine Nullhypothese ein. Dies ist zunächst nichts anderes als die Behauptung, dass sich beide Therapien nicht unterscheiden (deshalb »Null« – kein Unterschied, keine Wirkung). In einer Studie prüfen Sie also nicht, ob das neue Medikament besser ist, sondern Sie versuchen zu zeigen, dass es sich *nicht* vom Vergleichspräparat unterscheidet. Dieser Unterschied hat weitreichende Folgen für die Interpretation der Ergebnisse.

Die Annahme einer Nullhypothese ist methodisch jedoch problematisch, wenn bereits Daten verfügbar sind, die für die (bessere) Wirksamkeit einer der Therapien sprechen (z. B. aus der Literatur oder schon durchgeführten Phase-II-Studien). Etwas seltsam nimmt sich eine Nullhypothese auch in Studien aus, welche keinen Unterschied zwischen den Behandlungsarmen zeigen sollen (*non-inferiority/equi-valence studies*). In diesen Fällen fließen Vorannahmen über die klinische Relevanz eines möglichen Unterschieds in die Nullhypothese ein. Dennoch finden Sie in der Literatur viele Studien in deren Design diese Fragen nicht berücksichtigt sind.

Die Magie des p-Wertes

Es ist gar nicht so kompliziert, eine Nullhypothese zu testen. Angenommen Ihre Hypothese ist, dass sich der Blutdruck zwischen Männern und Frauen von 25 bis 34 Jahren unterscheidet. Dann besagt Ihre Nullhypothese, dass Sie keinen Unterschied finden werden.

Zieht man die in den Stichproben gemessenen Blutdruckwerte der Frauen von denen der Männer ab, findet man 3,5 mmHg als Mittelwert aus allen Blutdruckdifferenzen. Für die gebildeten Differenzen kann man genau wie im obigen Beispiel für die einzelnen Messwerte das Modell einer Normalverteilung annehmen und mit einer Schätzfunktion Erwartungswert und Varianz für die Population berechnen. Jetzt müssen Sie nur noch entscheiden, ob der festgestellte Unterschied tatsächlich groß genug (*signifikant*) ist, um die Nullhypothese wirklich guten Gewissens ablehnen zu können.

Dabei hilft der *p-Wert*. Dieser gibt an, wie wahrscheinlich Ihr Ergebnis ist, wenn die Nullhypothese richtig wäre.

In Ihrer Studie ist der p-Wert diejenige Wahrscheinlichkeit, mit der man 3,5 mmHg (Mittelwert der Stichprobe) und mehr als Blutdruckunterschied zwischen Männern und Frauen der untersuchten Altersgruppe (Population) finden kann, *wenn es in Wahrheit keinen Unterschied gibt* (Nullhypothese). Je unwahrscheinlicher das Ergebnis unter dieser Annahme wird, desto kleiner wird auch der p-Wert. So leuchtet es ein, dass ein in Studien gefundener Unterschied von 20 mmHg noch viel unwahrscheinlicher als unser Ergebnis wäre, wenn sich der Blutdruck zwischen Männern und Frauen in Wahrheit nicht unterscheiden würde. Irgendwann kommt ein Punkt, an dem das gefundene Ergebnis unter Annahme der Nullhypothese so unwahrscheinlich ist, dass es gerechtfertigt erscheint, sie aufzugeben. Diese kritische Wahrscheinlichkeit wird gewöhnlich mit 5 % festgelegt. Sie wird auch als *Signifikanzniveau* des Tests bezeichnet (also ab wann ein Ergebnis als so bedeutsam eingeschätzt wird, dass es gegen die Nullhypothese spricht). Beachten Sie, dass es sich dabei um eine Konvention – eine willkürliche Festlegung unter Wissenschaftlern – handelt. Demnach gibt der Wert keine absolute Grenze vor, sondern fordert vom Wissenschaftler stets eine Interpretation abhängig von seiner Erfahrung, der Datenlage, des Studiendesigns – ganz ähnlich wie es bereits für die Vertrauensbereiche diskutiert wurde.

Achtung – Bezugspunkt für diese Betrachtungen sind mathematische Modelle. *Signifikant* im hier beschriebenen Sinn bedeutet lediglich *statistisch signifikant*. Der p-Wert sagt nichts über die klinische Bedeutsamkeit (Signifikanz) Ihrer Ergebnisse aus!

Entscheidungskultur ist Fehlerkultur

Beim Falsifizieren einer Hypothese gibt es zwei mögliche Irrtümer. Die Wahrscheinlichkeit die Nullhypothese abzulehnen, obwohl sie richtig ist, nennt man *Fehler 1. Art (falsch positives Ergebnis)*. Er ist ein Maß für die »Beweisstärke« der vorliegenden Daten und wird auch als Irrtumswahrscheinlichkeit (α) bezeichnet. Wie bereits erwähnt, wird sie vorab meist mit 5 % festgelegt. Gewöhnlich gibt es zwei wichtige Ursachen für diesen Fehler:

- eine Stichprobe, die nicht repräsentativ für die Gesamtpopulation ist (*sample bias*),
- die Stichprobe ist zu klein, sodass die Wahrscheinlichkeit für falsch positive Ergebnisse relativ hoch ist.

Ganz ähnliche Fehlerquellen wurden am Ende des Abschnitts über die »Kunst des Vermutens« aufgezeigt. Dies ist nicht weiter verwunderlich, da beim Testen von Hypothesen die gleichen statistischen Modelle zum Einsatz kommen wie beim »Modellieren« der Verteilung eines Merkmals (z. B. des Blutdrucks) in der Gesamtpopulation aus Stichprobendaten. Diesen Fehlern kann man leicht Abhilfe schaffen, indem große Sorgfalt auf die Ziehung einer repräsentativen Zufallsstichprobe verwendet wird.

Die dritte häufige Fehlerquelle ist mehrfaches Testen (*multiple testing*), das bei Zwischenanalysen eine wichtige Rolle spielt. Mit anderen Worten gibt der p-Wert die Wahrscheinlichkeit an, mit der das Studienergebnis durch puren Zufall gefunden werden kann, also ohne in einem kausalen Zusammenhang mit dem untersuchten Merkmal zu stehen. Diesbezüglich bedeutet $p < 0,05$, dass es eine 5 %-Chance gibt, das Ergebnis durch Zufall zu erzielen (falsch positiv). Einer von zwanzig durchgeführten Tests wird somit rein zufällig positiv sein. Je häufiger die Stichprobendaten also getestet werden, desto größer wird die Wahrscheinlichkeit, die Nullhypothese irrtümlich abzulehnen.

Ein *Fehler 2. Art* (β) tritt auf, wenn die Nullhypothese nicht abgelehnt wird, obwohl sie falsch ist (*falsch negatives Ergebnis*). Ein häufiger Grund dafür sind zu kleine Stichproben (z. B. wenn aus Kostengründen zu wenig Patienten in die Studie eingeschlossen werden). Der Fehler 2. Art führt also zur Ablehnung z. B. einer neuen Therapie, obwohl sie wirksamer ist als das Vergleichspräparat, während der Fehler 1. Art die Überlegenheit der neuen Therapie behauptet, obwohl hier in Wahrheit kein Unterschied besteht.

Aus beiden Fehlern lassen sich zwei weitere Sichtweisen auf einen Test ableiten. Das Gegenteil des Fehlers 1. Art ist die Nullhypothese zu akzeptieren, wenn sie richtig ist. Bei einer Irrtumswahrscheinlichkeit von 5 % gehen Sie also zu 95 % ($1-\alpha$) sicher, die Nullhypothese nicht fälschlicherweise abzulehnen. Das Gegenteil vom Fehler 2. Art ist nun die Nullhypothese zu verwerfen, wenn sie falsch ist oder mit anderen Worten: die Wahrscheinlichkeit, mit der ein Unterschied/Effekt gefunden wird, wenn er tatsächlich existiert. Diese Wahrscheinlichkeit ($1-\beta$) bezeichnet man als *Power* oder Macht eines Tests. In der Regel wird sie mit 80 % festgelegt (damit beträgt der Fehler 2. Art: 20 %). Die Power hängt unmittelbar mit dem Stichprobenumfang zusammen (je größer die Fallzahl, desto größer ist die Macht des Tests), aber auch direkt mit der Größe des Unterschieds, den Sie zeigen wollen. Je geringer der Unterschied, desto mehr Patienten müssen in eine Studie eingeschlossen werden und umgekehrt.

Wenn Sie einen Fehler 2. Art, also die Power eines Tests, vorab festlegen möchten, müssen Sie genau wissen, auf welchen Unterschied Sie testen wollen. Sie können also nicht einfach schauen, ob eine von zwei Therapien wirksamer ist, sondern Sie müssen *vorab* einen Unterschied definieren, den Sie dann gegen die Nullhypothese testen.

Leider kaprizieren sich viele Publikationen vor allem auf die magische 5 %-Grenze der Irrtumswahrscheinlichkeit und verlieren dabei den Zusammenhang zwischen Power, Stichprobenumfang und dem gezeigten Unterschied aus den Augen. Das wäre kein großes Problem, wenn der p-Wert kritisch interpretiert und p < 0,05 *nicht automatisch* als »signifikant« gedeutet würde.

Die vergessene Macht

Diese Praxis führt dazu, dass nicht wenige Forschungsenthusiasten das Signifkanzniveau des Hypothesentests mit dem positiven prädiktiven Wert verwechseln oder sich nicht klar machen, dass Signifkanzniveau mit dem Fehler 1. Art und positiver prädiktiver Wert des Tests mit dem Fehler 2. Art zusammenhängen (Sterne und Smith 2001, S. 226–231).

Angenommen der p-Wert eines Tests ist < 0,05. Damit liegt das Ergebnis unter dem konventionellen Signifikanzniveau = Irrtumswahrscheinlichkeit = Fehler 1. Art von 5 %. Aber was heißt das? Sie gehen zu 95 % sicher, dass Sie die Nullhypothese akzeptiert hätten, wäre sie richtig gewesen. Der Irrtum ein falsch positives Ergebnis zu erhalten, ist kleiner als 5 %. Das ist alles.

Der p-Wert sagt Ihnen also nicht, ob Sie ins Schwarze getroffen haben. Er macht keinerlei Aussage über die Richtigkeit Ihrer Alternativhypothese. P < 0,05 bedeutet *nicht*, dass Ihre Alternativhypothese zutrifft oder dass ein Behandlungseffekt entsprechend groß und klinisch bedeutsam ist. Es bedeutet lediglich, dass das Testergebnis relativ unwahrscheinlich ist, wenn es in Wahrheit keinen Effekt bzw. Unterschied gibt. Zudem ist nicht ausgeschlossen, dass dasselbe Ergebnis auch eine andere Hypothese stützen könnte!

Wie ist es nun mit einer Power von 80 %? In diesem Fall können Sie davon ausgehen, in 80 von 100 Fällen den vorher von Ihnen definierten Unterschied zwischen zwei Therapien zu finden, wenn er tatsächlich existiert. Das ist der positive prädiktive Wert Ihres Tests.

Sie können diesen Weg auch rückwärts gehen und für einen gefunden Unterschied zwischen zwei Stichproben den p-Wert und die Power berechnen. Stellen Sie sich vor, Sie erhalten für einen bestimmten Unterschied zwischen zwei relativ kleinen Stichproben einen p-Wert von 0,04, aber nur eine Power von 50 %. Was nun? In 50 % aller Fälle würden Sie *keinen* Unterschied finden, wenn er in Wahrheit existierte. Lehnen Sie angesichts dieser Tatsache die Nullhypothese ab, nur weil Ihr p-Wert kleiner als 0,05 ist?

Schauen Sie sich Ihre Daten an und versuchen Sie, den p-Wert zu interpretieren. Wie groß ist die Streuung in den Messwerten? Gibt es Ausreißer? Ist ein Unterschied theoretisch begründbar? Welche Ergebnisse haben andere oder ähnliche Untersuchungen geliefert?

Butter bei die Fische

Betrachten Sie noch einmal die kleine Blutdruckstudie (**Tab. 5**). Der Mittelwert aus allen Blutdruckdifferenzen zwischen Männern und Frauen der Stichprobe betrug 3,5 mmHg. Was bedeutet dieses Ergebnis nun bezogen auf *alle* Männer und Frauen der untersuchten Altersklasse? Heißt es, dass zwischen den Geschlechtern tatsächlich ein Blutdruckunterschied existiert? Sie könnten auch fragen, wie wahrscheinlich der gefundene Unterschied in der Population ist, wenn es in Wahrheit gar keinen gibt (Nullhypothese)?

Tab. 5: Aus den Stichprobendaten wurden Blutdruckdifferenzen (Männer – Frauen) gebildet und unter Annahme des Modells der Normalverteilung das 95 % Konfidenzintervall für den wahren mittleren Blutdruckunterschied (bezogen auf die Gesamtpopulation) berechnet.

Mittelwert für die Blutdruckdifferenzen (Männer–Frauen) mmHg	3,5
95 % CI für den Erwartungswert der Blutdruckdifferenzen (Männer–Frauen) mmHg	1,8–5,2
Standardabweichung mmHg für die Verteilung der Blutdruckdifferenzen	2,8

In dieser Fallstudie ermittelt die Schätzfunktion einen p-Wert von 0,012. Dieser Wert bedeutet, dass der Unterschied mit einer Wahrscheinlichkeit von etwa 1:80 rein zufällig zustande gekommen sein könnte. Das entspricht einer Irrtumswahrscheinlichkeit (Fehler 1. Art) von 1,2 %. Klingt ganz gut. Aber was ist mit dem Fehler 2. Art? Abhängig vom Umfang der Stichprobe (10 Probanden pro Gruppe), der Größe des gesuchten Unterschieds (3,5 mmHg) und einer Irrtumswahrscheinlichkeit von 1,2 % errechnet das statistische Modell eine Power von 60 %. Das ist weit unter der üblichen Konvention von 80 %. In über einem Drittel aller Fälle finden Sie mit dieser Versuchsanordnung keinen Unterschied von mindestens 3,5 mmHg, wenn er in Wahrheit existiert. Damit könnten Sie Ihr Ergebnis nun folgendermaßen interpretieren: Es gibt Hinweise darauf, dass sich der systolische Blutdruck von Männern und Frauen im Alter zwischen 25 und 34 Jahren unterscheidet. Möglicherweise ist der Unterschied kleiner als 3,5 mmHg. Das Ergebnis ist durch den geringen Stichprobenumfang allerdings wenig aussagekräftig. Selbst wenn Sie sich mit einer konventionellen Irrtumswahrscheinlichkeit von 5 % begnügten, würde Ihr Test nur eine Power von knapp 80 % aufweisen. Das Ergebnis bleibt also unbestimmt. Was nun?

Überlegen Sie zuerst, was ein *klinisch* relevanter Blutdruckunterschied ist. Als *statistisch* signifikant kann selbst eine Differenz von 1 mmHg getestet werden. Dafür müssten Sie nur genügend Probanden untersuchen. Hier ist Ihr klinischer Sachverstand gefragt, und kein Statistiker wird Ihnen diese Entscheidung abnehmen. Als nächstes müssen Sie die beiden Fehler festlegen: Welche Wahrscheinlichkeit akzeptieren Sie für ein falsch positives Ergebnis? Wie groß soll der positive prädiktive Wert, die »Vorhersagekraft«, des Tests sein? Aus allen drei Angaben wird Ihnen ein Statistiker die notwendige Fallzahl berechnen können. Das Ergebnis wird zusätzlich von der Streuung der Daten beeinflusst: je genauer die Messungen sind, desto größer wird die Power des Tests bei gleicher Fallzahl sein. **Tabelle 6** verdeutlicht diese Zusammenhänge.

Alle diese Entscheidungen sollten Sie unbedingt beim Schreiben des Prüfplans treffen: also *vor* Beginn der Studie!

Tab. 6: Zusammenhang zwischen Irrtumswahrscheinlichkeit, Power, Messgenauigkeit und Fallzahl, bezogen auf einen klinisch signifikanten Wert, der gegen die Nullhypothese getestet werden soll.

Unterschied, der klinisch bedeutsam sein soll	Genauigkeit der Datenerhebung (Standardabweichung)	Fehler 1. Art % Irrtumswahrscheinlichkeit	Power % 1- (Fehler 2. Art)	Fallzahl pro Gruppe
3,5 mmHg	2,83	5	80	11
3,5 mmHg	2,83	1,2	60	10
3,5 mmHg	2,83	1	80	39
3,5 mmHg	4,5	5	80	27
1 mmHg	2,83	5	80	127
10 mmHg	2,83	5	80	2

Praxistipp:
Die Qualität Ihrer Studien wird in dem Maße steigen, wie Sie den Stichprobenumfang erhöhen und die Genauigkeit der Messungen verbessern.

Konfidenzintervalle können Hypothesentests gelegentlich ersetzen. Schauen Sie sich den Vertrauensbereich für den mittleren Blutdruckunterschied zwischen Männern und Frauen in der Studie an: 95 % CI (1,8–5,2) mmHg (**Tab. 5**). Der Vertrauensbereich schließt die Null nicht ein, das heißt, Sie können zu 95 % sicher sein, dass der Blutdruckunterschied zwischen Männern und Frauen nicht null ist.

Angenommen der Statistiker hätte folgendes Ergebnis geliefert: 95 % CI (–0,4–7,4) mmHg. In diesem Fall befindet sich die Null (also kein Unterschied) im plausiblen Bereich der Werte. Somit müssten Sie annehmen, dass sich die beiden Populationen nicht im Blutdruck unterscheiden.

Die Betrachtung von Konfidenzintervallen ist also äußerst hilfreich, wenn Sie nach Unterschieden zwischen zwei Populationen oder Gruppen suchen, die sich z. B. als Differenzen zwischen ihren Mittelwerten, Medianen oder epidemiologischen Maßen wie Inzidenz oder Prävalenz darstellen lassen. Sobald das Konfidenzintervall die Null einschließt, ist ein Unterschied unwahrscheinlich.

Am Ende des nächsten Abschnitts werden Sie sehen, dass der Vertrauensbereich für Verhältniswerte (z. B. relatives Risiko) den Wert 1 nicht einschließen darf, wenn ein statistisch signifikanter Zusammenhang gezeigt werden soll.

Werden Sie auch skeptisch, wenn das Konfidenzintervall einen zu großen Wertebereich umfasst. Ernstzunehmende Studien sollten neben p-Werten auch die Vertrauensbereiche für die ermittelten Ergebnisse angeben. Überprüfen Sie immer beides auf Plausibilität, wenn die Nullhypothese verworfen wird.

Ohne Risiko keine Wirkung

Der Nutzen für den Patienten wurde bereits als entscheidendes Kriterium für die Beurteilung klinischer Studien genannt.

Eine nicht weniger bedeutende Rolle spielt die Aufklärung von Patienten, die sich einer bestimmten Behandlung unterziehen und über die damit verbundenen Risiken entscheiden sollen. So könnten sich Patienten unterschiedlich entscheiden abhängig davon, ob sie Informationen über das absolute Risiko einer Therapie, die Verminderung des relativen Risikos oder die Anzahl der notwenigen Behandlungen (Number needed to treat, *NNT*) erhalten.

Zur Veranschaulichung dieser Konzepte soll eine große Studie dienen, in der untersucht wurde, welche Dosis Acetylsalicylsäure (ASS) den größten Nutzen für Patienten zur Vermeidung von Schlaganfällen hat, die sich einer Karotis-Endarteriektomie unterzogen (Taylor et al. 1999, S. 2182). Für die Analyse zogen die Forscher die Daten der zwei Niedrigdosis- und der zwei Hochdosis-Gruppen zusammen, um so zwei Vergleichgruppen zu erhalten. **Abbildung 6** zeigt deren Behandlungsergebnisse nach 30 Tagen bzw. 3 Monaten. In der Spalte »Event rate« sind sie als *absolutes Risiko* dargestellt. Das absolute Risiko bezeichnet die Wahrscheinlichkeit für das Eintreten eines bestimmten Ereignisses: im Fall dieser Studie Schlaganfall, Herzinfarkt oder Tod. Für einen Patienten der Niedrigdosis-Gruppe beträgt diese Wahrscheinlichkeit 5,4 %. Das heißt, es erleiden von 1.000 mit niedrig dosierter ASS behandelten Patienten 54 einen Schlaganfall, Herzinfarkt oder Tod. In der Hochdosis-Gruppe sind es dagegen 70 Patienten.

Die Verteilungen der absoluten Risiken in den beiden Dosisgruppen wurden nun zueinander ins Verhältnis gesetzt und das *relative Risiko* geschätzt (s. Spalte »relative risk«). Patienten in der Hochdosis-Gruppe hätten demnach ein 1,3-fach höheres Risiko, von einem Schlaganfall, Herzinfarkt oder Tod ereilt zu werden. Das klingt vielleicht wenig anschaulich, weshalb die Forscher zusätzlich eine andere Größe einführen: die Anzahl der notwenigen Behandlungen. Dazu wird die Reduktion eines Todes- oder Erkrankungsrisikos durch die wirksamere Behandlung mittels Differenz der absoluten Risiken ausgedrückt: 7,0–5,4 % = 1,6 %. Eine absolute Risikoreduktion (*absolute risk reduction* – *ARR*) von 1,6 % bedeutet demnach, dass bei einer Behandlung von 1000 Patienten mit niedrig dosierter ASS 16 Patienten weniger einen Schlaganfall, Herzinfarkt oder Tod erleiden als wenn

Event-defining failure	Event rate		Relative risk high/low dose (95 % CI)	Absolute p diffe-rence (% [SE])		NNT
	Low-dose ASA	High-dose ASA				
All patients						
30 days						
Number of patients	1395	1409	..	..	..	..
Any stroke, MI, or death	75 (5.4 %)	99 (7.0 %)	1.31 (0.98–1.75)	1.6 (0.9)	0.07	61
Any stroke or death	66 (4.7 %)	86 (6.1 %)	1.29 (0.94–1.76)	1.4 (0.9)	0.109	72
Ipsilateral stroke or death	58 (4.2 %)	81 (5.7 %)	1.38 (1.0–1.92)	1.6 (0.8)	0.052	62
3 months						
Number of patients	1395	1409	..	..	..	..
Any stroke, MI, or death	87 (6.2 %)	118 (8.4 %)	1.34 (1,03–1.75)	2.1 (1.0)	0.03	46
Any stroke or death	79 (5.7 %)	100 (7.1 %)	1.25 (0.94–1.67)	1.4 (0.9)	0.12	69
Ipsilateral stroke or death	68 (4.9 %)	91 (6.5 %)	1.32 (0.98–1.80)	1.6 (0.9)	0.07	63
Efficacy analysis						
30 days						
Number of patients	566	550	..	..	..	..
Any stroke, MI, or death	21	45	2.21 (1.33–3.65)	4.5 (1.4)	0.002	22
Any stroke or death	19	38	2.06 (1.20–3.53)	3.6 (1.3)	0.007	
Ipsilateral stroke or death	17	36	2.18 (1.24–3.83)	3.5 (1.3)	0.005	28
3 months						28
Number of patients	566	550	..	..	..	..
Any stroke, MI, or death	24	55	2.36 (1.48–3.75)	5.8 (1.5)	0.0002	17
Any stroke or death	22	45	2.10 (1.28–3.46)	4.3 (1.4)	0.003	23
Ipsilateral stroke or death	20	41	2.11 (1.25–3.55)	3.9 (1.4)	0.004	25

ASA = acetylsalicylic acid; NNT = number needed to treat with low-dose acetylsalicylic acid to prevent one event; MI = myocardial infarction

Abb. 6:   Darstellung der wichtigsten Studienergebnisse als relatives Risiko und Number Needed to Treat (NNT). (Taylor et al. (1999): Low-dose and high-dose acetylsalicylic acid for patients undergoing carotid endarterectomy: a randomised controlled trial. The Lancet 353 (9171): 2182)

diese 1.000 Patienten hoch dosierte ASS erhalten hätten. Sie müssten also 62 Patienten (1.000/16) mit der niedrigen Dosis behandeln, um *einen* Herzinfarkt, Schlaganfall oder Tod zu verhindern.

Genau das ist die *Number needed to treat (NNT)* – eine Maßzahl, die angibt, wie viele Patienten pro Zeiteinheit mit der Testsubstanz oder Testmethode behandelt werden müssen, um das gewünschte Therapieziel bei einem Patienten zu erreichen bzw. um ein bestimmtes Ereignis zu verhindern. Rechnerisch ist die NNT der reziproke Wert der absoluten Risikoreduktion (1/ARR). Eine größere NNT bedeutet folglich eine geringere Reduktion des Risikos.

Somit eignet sich die Zahl dafür, die in einer Studie gefundene Effektstärke (Größe der Wirkung) bzw. den Nutzen einer Behandlung klinisch anschaulich darzustellen.

Betrachten Sie nun das Konfidenzintervall für das relative Risiko von hoch- zu niedrigdosierter ASS-Therapie nach 30 Tagen. Mit einer Wahrscheinlichkeit von 95 % liegt das relative Risiko zwischen 0,98 und 1,75 und kann damit auch den Wert 1 annehmen. In diesem Fall jedoch würden sich die Risiken von hoch- und niedrig dosierter Behandlung nicht unterscheiden. Damit ist der Zusammenhang zwischen der Anzahl von Schlaganfällen, Tod, Herzinfarkten und dem Risikofaktor ASS Dosis statistisch nicht signifikant. Ein Blick auf den p-Wert (0,07) ganz rechts in der Zeile bestätigt dies.

18 Gedanken zum Schluss

... eines Prüfers:
»Seit 15 Jahren beteilige ich mich mit meiner Praxis an klinischen Studien und wir haben dadurch auf viele Zusammenhänge in der klinischen Medizin eine andere Sicht bekommen. Meine ursprüngliche Motivation für die Teilnahme an Studien war das Bedürfnis, in neue Entwicklungen eingebunden zu sein und nicht in der täglichen Routine einzuschlafen. Außerdem reizte es mich, sich in neue Fragestellungen mehr vertiefen und Patienten mehr Zeit und Aufmerksamkeit widmen zu können. Letztlich war natürlich auch die Honorierung klinischer Prüfungen nicht unbedeutend, vor allem bei ansonsten mageren Honoraren in meiner Praxis für die ärztliche Arbeit. Dies war aber nicht die Hauptmotivation.

Welche Probleme und neue Fragestellungen mit der Durchführung von Klinischen Prüfungen auftreten, habe ich erst im Verlaufe der Jahre begriffen. Einige sollen in diesem letzten Kapitel reflektiert werden.«

Wenn wir im 21. Jahrhundert eine evidenzbasierte Medizin vertreten wollen, müssen wir zwangsläufig den Stellenwert der kontrollierten randomisierten Studien im Verhältnis zum klinischen Alltag kritisch reflektieren.

Kritiker der evidenzbasierten Medizin vertreten u. a. folgende Argumente:

1. Das aus Arzneimittelstudien gewonnene Wissen sei nur begrenzt in der Praxis anwendbar, da in Studien ein »idealer Patient« angenommen wird, der mit dem einzelnen, realen Patienten nicht vergleichbar sei.

Diesem Punkt kann man sich nicht verschließen. Klinische Prüfungen zu Arzneimitteln haben primär das Ziel, die Wirksamkeit des jeweiligen Wirkstoffs auf ein bis zwei typische Merkmale der betreffenden Krankheit zu prüfen. Den klinisch tätigen Arzt dagegen interessiert in erster Linie, wie er den einzelnen Menschen mit der betreffenden Krankheit in ihrer Komplexität am besten behandeln kann. Um diese ärztliche Erfahrung zu systematisieren und wissenschaftlich aufzuarbeiten, fehlen derzeit oftmals sowohl Motivation als auch Geld.

2. Die meisten Studien werden von Pharmafirmen finanziert, es steht also ein wirtschaftliches Interesse dahinter. Auch die Studienmethodik, z. B. die Wahl der Endpunkte, oder die Festlegung der Ein- und Ausschlusskriterien sei bereits von dem Ziel geprägt, eine positive Bewertung des geprüften Arzneimittels zu erhalten.

Bericht eines Prüfers:
»Wir bekamen eine klinische Prüfung angeboten, für eine neurologische Indikation. Das zu prüfende Arzneimittel war bereits jahrelang für eine völlig andere Erkrankung zugelassen. Der Sponsor präsentierte beim Prüfertreffen erste hoffnunggebende genetische Befunde und Ergebnisse bildgebender Verfahren. Nachdem wir bereits einige Patienten für diese Studie randomisiert hatten, wurden wir mit einem massiven Medieninteresse an dem betreffenden Medikament konfrontiert. In der jahrelangen klinischen Anwendung waren vor allem vaskuläre Komplikationen aufgetreten, die der Sponsor bisher nicht explizit dargestellt hatte. Unser Praxisteam sah sich vor die Frage gestellt, ob wir als verantwortliches Prüfzentrum diese Studie abbrechen oder fortführen sollten. Diese klinische Prüfung blieb ohne das gewünschte positive Ergebnis, das betreffende Medikament wurde inzwischen vom Markt genommen.

Aus meiner Sicht hat die betreffende Firma versucht, ein bereits fragwürdig gewordenes Medikament durch eine Indikationserweiterung für den Markt zu retten. Wahrscheinlich hatte ich als Prüfer nicht kritisch genug das betreffende Produkt, die bisherigen Befunde und die Ausgangsbedingungen für die konzipierte Studie geprüft.«

Die Diskussion um den Stellenwert klinischer Prüfungen fordert also auch eine Positionierung sowohl der Prüfer als auch der Ärzte zu den forschenden Pharmaunternehmen heraus.

Praxistipp:
Prüfer sollten sich als kritisch-konstruktive Partner der Pharmaindustrie verstehen.

Bericht eines Prüfers:
»In Fortbildungsveranstaltungen, die ich vor Hausärzten durchführte und bei denen ich unter anderem auch unsere aktuellen klinischen Prüfungen vorstellte, schlug mir oft ein eisiger Gegenwind entgegen, der sich in erster Linie gegen die Pharmaindustrie richtete.

Wenn ich alle im Laufe der Jahre gesammelten Erfahrungen bedenke, ist sowohl eine unkritische Haltung als auch eine Dämonisierung von Pharmafirmen nicht angebracht. Sinnvoll erscheint mir dagegen eine kritisch-konstruktive Partnerschaft.«

Wenn Sie sich für eine Tätigkeit als Prüfer entscheiden, haben Sie eine doppelte Verantwortung:

- gegenüber Ihrem individuellen Patienten und
- dafür, zunächst an der Entwicklung eines neuen Arzneimittels mitzuwirken,

gleichzeitig mit der Folge, dass künftig unterschiedliche gesellschaftliche Bereiche, ökonomische und soziale, verändert werden.

Dies bedeutet, dass die traditionellen ethischen Anforderungen an einen Arzt (»Hippokratischer Eid«) nicht aufgegeben, sondern um die Anforderungen an eine im besten Sinn moderne Medizin weiterentwickelt und ergänzt werden müssen.

Die Autoren wünschen den Leserinnen und Lesern bei der Erfüllung dieser anspruchsvollen Aufgabe viel Erfolg!

Quellenverzeichnis

Ad Hoc Working Group for Critical Appraisal of the Medical Literature (1987) Academia and clinic: A proposal for more informative abstracts of clinical articles. Annals of Internal Medicine 106(4): 598–604.

Bleuler E (1921) Das autistisch-undisziplinäre Denken in der Medizin und seine Überwindung. Berlin: Springer.

Dietzel GTW (2002) Von eEurope 2002 zur elektronischen Gesundheitskarte: Chancen für das Gesundheitswesen, Dtsch Arztebl 99: A1417–1419 [Heft 21].

Doll R (1998) Controlled trials: the 1948 watershed. Brit Med J 317: 1217–1220.

Medical Research Council (1948) Streptomycin treatment of pulmonary tuberculosis: a Medical Research Council Investigation. Brit Med J 2(4582): 769–782.

Karlberg JPE (2009) US FDA Site Inspection Findings, 1997-2008, Fail to Justify Globalization Concerns. Clinical Trial Magnifier Vol. 2: 194–212.

Leitlinie zur Guten Klinischen Praxis (CPMP/ICH/135/95): MED PHARM TEC®-SERVICES, (2006) 4. Aufl. H. H. Langenbahn, Druck & Verlag Zimmermann GmbH, Unterschleißheim.

Moher D, Schulz, KF, Altman, DG für die Consort Gruppe (2004) Dtsch Med Wochenschr 129: T16–T20.

Olkin I (1995) Meta-analysis: reconciling the results of independent studies. Stat Med. 14 (5–7): 457–472.

Prel JP du, Röhrig B, Blettner M. (2009) Kritisches Lesen wissenschaftlicher Artikel: Teil 1 der Serie zur Bewertung wissenschaftlicher Publikationen. Dtsch Arztebl 106(7): 100–105.

Proctor RW, Capaldi EJ (2006) Why Science Matters: Understanding the Methods of Psychological Research. John Wiley & Sons.

Rawlins MD (2008) De Testimonio: on the evidence for decisions about the use of therapeutic interventions. London: Royal College of Physicians (The Harveian Oration) Vol. 8, Issue 6: 579–588.

Sackett DL, Richardson WS, Rosenberg W, Haynes RB (1997) Evidence-Based Medicine – How to Practice and Teach EBM, New York: Churchill Livingstone.

Schott G, Pachl H, Limbach U, Gundert-Remy U, Lieb K, Ludwig WD (2010) Finanzierung von Arzneimittelstudien durch pharmazeutische Unternehmen und die Folgen – Teil 2: Qualitative systematische Literaturübersicht zum Einfluss auf Autorschaft, Zugang zu Studiendaten sowie auf Studienregistrierung und Publikation. Dtsch Arztebl 107(17): 295–301.

Schulze A, Franz P, Gestewitz B, Heise M, Ribbschläger M, Ribbschläger J, Schumann V, Thomsen J (2005) Klinische Arzneimittelstudien in der Arztpraxis, Postervortrag, DGPPN-Kongress, Berlin.

Sterne JA, Smith GD (2001) Sifting the Evidence-What's Wrong with Significance Tests? Brit Med J. 322: 226–231.

Taylor DW, Barnett HJM, Haynes RB, Ferguson GG, Sackett DL, Thorpe KE, Simard D, Silver FL, Hachinski V, Clagett GP, Barnes R, Spence JD (1999) The Lancet Vol. 353, Issue 9171: 2179–2184.

Tramèr MR, Moore RA, Reynolds DJ, McQuay HJ (1997) A quantitative systematic review of ondansetron in treatment of established postoperative nausea and vomiting. Brit Med J. 314(7087): 1088–1092.

Turner EH, Matthews AM, Linardatos E, Tell RA, Rosenthal R (2008) Selective publication of antidepressant trials and its influence on apparent efficacy. N Engl J Med. 358(3): 252–260.

Verweis zum Gesetz/zur Verordnung

15. Novelle des Arzneimittelgesetzes vom 17. Juli 2009, in Kraft getreten am 23. Juli 2009, BGBl. Teil I, S. 1990.

Verordnung über die Anwendung der Guten Klinischen Praxis bei der Durchführung von klinischen Prüfungen mit Arzneimitteln zur Anwendung am Menschen (GCP-Verordnung) vom 9. August 2004, in Kraft getreten am 12. August 2004, BGBl. Teil I, Nr. 42, S. 2081.

Weiterführende Übersichtsarbeiten

Hammer GP, du Prel JP, Blettner M. (2009) Vermeidung verzerrter Ergebnisse in Beobachtungsstudien-Teil 8 der Serie zur Bewertung wissenschaftlicher Publikationen. Dtsch Ärztebl. Jg. 106/Heft 41: 664–668.

Ressing M, Blettner M, Klug SJ (2009) Systematische Übersichtsarbeiten und Metaanalysen – Teil 6 der Serie zur Bewertung wissenschaftlicher Publikationen.Dtsch Arztebl Jg. 106/Heft 27: 456–463.

Röhrig B, du Prel JP, Blettner M. (2009) Studiendesign in der medizinischen Forschung – Teil 2 der Serie zur Bewertung wisserschaftlicher Publikationen. Dtsch Arztebl.Jg. 106/Heft 11: 184–189.

Weiterführende Webseiten

Deutsches Netzwerk Evidenzbasierte Medizin
http://www.ebm-netzwerk.de/

Das Deutsche Cochrane Zentrum
http://www.cochrane.de

CONSORT
http://www.consort-statement.org/

IQWIG – Institut für Qualität und Wirtschaftlichkeit im Gesundheitswesen
https://www.iqwig.de/

IQWIG/Allgemeine Methoden Version 4.0 vom 23.09.2011 /
https://iqwig.de/methoden.427.html

Glossar

Begriff	Erläuterung
Amendment (Prüfplan-)	Eine schriftliche Darstellung einer oder mehrerer Änderungen oder einer formalen Klarstellung des Prüfplans CPMP/ICH/135/95: Kapitel 1.3
Audit	Eine systematische und unabhängige Überprüfung der mit der klinischen Prüfung in Zusammenhang stehenden Aktivitäten und Dokumente zur Feststellung, ob die überprüften studienbezogenen Aktivitäten gemäß Prüfplan, den Standardarbeitsanweisungen (SOPs, Standard Operating Procedures) des Sponsors, der Guten Klinischen Praxis (GCP) sowie den geltenden gesetzlichen Bestimmungen durchgeführt wurden und ob die Daten gemäß diesen Anforderungen dokumentiert, ausgewertet und korrekt berichtet wurden. CPMP/ICH/135/95: Kapitel 1.6
Auftragsforschungsinstitut engl.: Contract Research Organisation (CRO)	Eine Person oder eine Organisation (Auftragsforschungsinstitut, Hochschulinstitut oder andere), die der Sponsor mit der Ausführung einer oder mehrerer der im Zusammenhang mit einer klinischen Prüfung anfallenden Aufgaben und Funktionen beauftragt. CPMP/ICH/135/95: Kapitel 1.20
Bundesinstitut für Arzneimittel und Medizinprodukte (BfArM)	Oberste Bundesbehörde zur Regulation und Überwachung des Verkehrs mit Arzneimitteln und Medizinprodukten
Bundesamt für Strahlenschutz (BfS)	Die für den Strahlenschutz zuständige deutsche Bundesbehörde.
Bias	Eine Verzerrung bzw. ein Bias besteht in einem Fehler der Datenerhebung, der zu fehlerhaften Ergebnissen einer Untersuchung führt. Man spricht vom systematischen und vom zufälligen Bias. Systematische Fehler können beispielsweise bei der Stichprobenauswahl (Selektions-Bias) entstehen.

Begriff	Erläuterung
Bundesoberbehörde (BOB)	Für klinische Prüfungen relevante Oberbehörden sind das Bundesinstitut für Arzneimittel und Medizinprodukte (BfArM) und das Paul-Ehrlich-Institut (PEI).
Consolidated Standards of Reporting Trials Statement (CONSORT)	Das CONSORT- Statement, Mitte der 1990er Jahre entwickelt zur Verbesserung der Qualität der Berichterstattung über randomisierte kontrollierte Studien, wird seither von zahlreichen international renommierten medizinischen Fachzeitschriften bei der Begutachtung zur Publikation eingereichter Manuskripte verwendet und dient daher zunehmend als Richtlinie beim Design, der Durchführung und Dokumentation klinischer Studien.
Datenmanagement	Gesamtheit der Prozesse, die der Erfassung, Verwaltung und Verarbeitung der Studiendaten dienen.
Datenverifizierung	Visuelle und computergestützte Kontrolle der Studiendaten auf Vollständigkeit, Konsistenz und Plausibilität. Auftretende Unstimmigkeiten werden anhand von Rückfragen mit dem Prüfer geklärt. Die Datenverifizierung dient der Sicherung der Datenqualität.
Deutsches Institut für Medizinische Dokumentation und Information (DIMDI)	Nachgeordnete Behörde des Bundesministeriums für Gesundheit. Zu seinen Aufgaben gehört u. a. das Betreiben von Informationssystemen aus dem medizinischen Bereich die Herausgabe von Klassifikationen zur Kodierung von Diagnosen und Operationen.
Direkter Zugang	Erlaubnis zur Überprüfung, Auswertung, Verifizierung und Vervielfältigung von Dokumenten und Berichten, die für die Bewertung einer klinischen Prüfung wichtig sind. Alle Parteien (z. B. zuständige Behörden im In- und Ausland, Monitore und Auditoren des Sponsors) mit direktem Zugang sollten unter Berücksichtigung der geltenden gesetzlichen Bestimmungen alle angemessenen Vorkehrungen treffen, um die vertrauliche Behandlung der Identität der Prüfungsteilnehmer sowie der eigentumsrechtlich geschützten Informationen des Sponsors zu wahren. CPMP/ICH/135/95: Kapitel 1.21
Dokumentation	Alle Aufzeichnungen in jeglicher Form (einschließlich, aber nicht beschränkt auf, schriftliche, elektronische, magnetische oder optische Aufzeichnungen sowie Scan-Aufnahmen, Röntgenbilder und Elektrokardiogramme), welche die Methoden, Durchführung und/oder Ergebnisse einer klinischen Prüfung, die prüfungsbeeinflussenden Faktoren sowie die getroffenen Maßnahmen beschreiben oder festhalten. CPMP/ICH/135/95: Kapitel 1.22

Begriff	Erläuterung
Einwilligungserklärung engl.: Informed Consent (IC)	Ein Verfahren, bei dem ein Prüfungsteilnehmer freiwillig seine Bereitschaft erklärt, an einer bestimmten klinischen Prüfung teilzunehmen, nachdem er über alle Gesichtspunkte der klinischen Prüfung informiert wurde, die für seine Teilnahmeentscheidung maßgeblich sein könnten. Die Einwilligung nach Aufklärung wird mittels einer schriftlichen, eigenhändig datierten und unterzeichneten Einwilligungserklärung dokumentiert. CPMP/ICH/135/95: Kapitel 1.28
Erhebungsbogen oder Prüfbogen engl.: Case Report Form (CRF oder eCRF)	Ein geschriebenes, ein auf einem optischen Datenträger oder ein elektronisch gespeichertes Dokument, in dem alle gemäß Prüfplan erforderlichen Informationen dokumentiert werden, die dem Sponsor zu jedem Prüfungsteilnehmer zu berichten sind. CPMP/ICH/135/95: Kapitel 1.11
Ethikkommission (EK) engl.: Independent Ethics Committee (IEC) oder Institutional Review Board (IRB).	Ein unabhängiges Gremium (ein Review Board oder ein Ausschuss auf institutioneller, regionaler, nationaler oder internationaler Ebene), bestehend aus Medizinern, Wissenschaftlern und Laien. Dieses Gremium ist dafür verantwortlich sicherzustellen, dass die Rechte, die Sicherheit und das Wohl der Prüfungsteilnehmer geschützt werden. Es schafft Vertrauen der Öffentlichkeit in diesen Schutz, indem es unter anderem den Prüfplan der klinischen Prüfung, die Eignung der Prüfer, der Prüfeinrichtungen sowie der Methoden und der Unterlagen, mit denen die Einwilligung der Prüfungsteilnehmer eingeholt und dokumentiert wird, überprüft und zustimmend bewertet. CPMP/ICH/135/95: Kapitel 1.27
European Medicines Agency (EMA)	Die Europäische Arzneimittel-Agentur (EMA) ist eine dezentrale Einrichtung der Europäischen Union mit Sitz in London. Ihre Hauptaufgabe besteht im Schutz und in der Förderung der Gesundheit von Mensch und Tier durch die Beurteilung und Überwachung von Human- und Tierarzneimitteln.
Essentielle Dokumente	Dokumente, die einzeln und zusammen die Bewertung der Durchführung einer klinischen Prüfung sowie der Qualität der erhobenen Daten zulassen. CPMP/ICH/135/95: Kapitel 1.23
European Union Drug Regulating Authorities Clinical Trials (EudraCT)	EudraCT ist ein Register für alle klinischen Prüfungen, die seit 2004 in der Europäischen Union durchgeführt werden. EudraCT wird von der Europäischen Arzneimittel-Agentur (EMA) betrieben und von den Arzneimittelbehörden der Mitgliedstaaten bei der Genehmigung und Überwachung klinischer Studien genutzt.

Begriff	Erläuterung
Flussdiagramm engl.: Flow Chart	Schematische Darstellung des Studienablauf, Bestandteil des Prüfplans
Food and Drug Administration (FDA)	US-Amerikanische Behörde, die unter anderem für die Zulassung von Arzneimitteln verantwortlich ist; vergleichbar dem BfArM und dem PEI in Deutschland.
Gute Klinische Praxis engl.: Good Clinical Practice (GCP)	Standard für Planung, Durchführung, Monitoring, Auditing, Dokumentation, Auswertung und Berichterstattung von klinischen Prüfungen, um sicherzustellen, dass die Daten und die berichteten Ergebnisse glaubwürdig und korrekt sind und dass die Rechte und die Integrität sowie die Vertraulichkeit der Identität der Prüfungsteilnehmer geschützt werden. CPMP/ICH/135/95: Kapitel 1.24
Gute Herstellungspraxis engl.: Good Manufacturing Practice (GMP)	Richtlinie zur Qualitätssicherung der Produktionsabläufe und -umgebung in der Produktion von Arzneimitteln, Wirkstoffen und Medizinprodukten, aber auch bei Lebens- und Futtermitteln.
Initiierungsbesuch engl.: Initiation Visit	Offizieller Beginn einer Studie im Prüfzentrum: Besprechung des Prüfplans, der Studienorganisation u. -durchführung mit allen Beteiligten im Prüfzentrum
Intention-to-Treat-Analyse (ITT)	Analyse, bei der die Patienten nach ihrer ursprünglichen Gruppenzuteilung analysiert werden, unabhängig davon, ob sie die zugeordnete (intendierte) Therapieform vollständig, partiell oder gar nicht erhalten haben.
International Conference on Harmonization	Internationale Konferenz von Vertretern der Zulassungsbehörden und der Industrie der USA, der EU und Japans zur Vereinheitlichung von Standards für klinische Prüfungen als Voraussetzung für eine gegenseitige Anerkennung von Studienergebnissen und einer Erleichterung der Arzneimittelzulassung in den beteiligten Regionen.
Inventur der Prüfmedikation engl.: Drug Accountability	Dokumentation der eingegangenen Prüfpräparate inkl. Chargennummer und Verfalldatum, Dokumentation der abgegebenen bzw. verabreichten Mengen des Prüfpräparates pro Patient, Dokumentation der zurückgenommenen Menge der Prüfpräparate pro Patient, Dokumentation der vernichteten/verlorenen Menge der Prüfpräparate pro Patient
Klinischer Monitor engl.: Clinical Research Associate (CRA)	Der Klinische Monitor überwacht klinische Prüfungen. Dies umfasst die Kontrolle der Durchführung nach den Vorgaben der GCP, der Deklaration von Helsinki und der entsprechenden Gesetze und Bestimmungen. Des Weiteren kontrolliert er die Durchführung entsprechend den Vorgaben des Prüfplans, die Dokumentation Daten und den Gebrauch der Prüfpräparate.

Begriff	Erläuterung
Klinische Prüfung/Studie engl.: Clinical Trial/ Study	Jede Untersuchung am Menschen zur Entdeckung oder Überprüfung klinischer, pharmakologischer und/oder anderer pharmakodynamischer Wirkungen eines Prüfpräparates und/oder zur Erkennung unerwünschter Wirkungen eines Prüfpräparates und/oder zur Ermittlung der Resorption, Verteilung, des Metabolismus und der Ausscheidung eines Prüfpräparates mit dem Ziel, dessen Unbedenklichkeit und/ oder Wirksamkeit nachzuweisen. Die Begriffe »klinische Prüfung« und »klinische Studie« sind Synonyme.« CPMP/ICH/135/95: Kapitel 1.31 Siehe auch § 4 Abs. 23 AMG
Monitoring	Die Überwachung des Fortgangs der klinischen Prüfung sowie die Sicherstellung, daß diese gemäß Prüfplan, Standardarbeitsanweisung (SOPs), Guter Klinischer Praxis (GCP) sowie geltenden gesetzlichen Bestimmungen durchgeführt, dokumentiert und berichtet wird. CPMP/ICH/135/95: Kapitel 1.38
Monitoring-Liste	Liste zum Nachweis der Monitor-Besuche im Prüfzentrum, wird im Prüfzentrumsordner aufbewahrt.
Monitor-Bericht engl.: Monitoring Report	Ein schriftlicher Bericht des Monitors an den Sponsor, der nach jedem Besuch eines Prüfzentrums und/oder nach jedem studienbezogenen Kontakt gemäß den Standardarbeitsanweisungen (SOPs) des Sponsors erstellt wird. CPMP/ICH/135/95: Kapitel 1.39
Multizenterstudie engl.: Multicentre Trial	Eine klinische Prüfung, die nach einem einheitlichen Prüfplan, aber an mehreren Zentren und daher von mehreren Prüfern durchgeführt wird. CPMP/ICH/135/95: Kapitel 1.40
Nichtinterventionelle Prüfung	... ist eine Untersuchung, in deren Rahmen Erkenntnisse aus der Behandlung von Personen mit Arzneimitteln anhand epidemiologischer Methoden analysiert werden; dabei folgt die Behandlung einschließlich der Diagnose und Überwachung nicht einem vorab festgelegten Prüfplan, sondern ausschließlich der ärztlichen Praxis; soweit es sich um ein zulassungspflichtiges oder nach § 21a Absatz 1 genehmigungspflichtiges Arzneimittel handelt, erfolgt dies ferner gemäß den in der Zulassung oder der Genehmigung festgelegten Angaben für seine Anwendung. § 4 Abs. 23 AMG

Begriff	Erläuterung
Originaldaten/Quelldaten engl.: Source Data	Alle Informationen aus Originalaufzeichnungen und beglaubigten Kopien der Originalaufzeichnungen von klinischen Befunden, Beobachtungen oder anderen Aktivitäten im Rahmen einer klinischen Prüfung, die für die Nachvollziehbarkeit und Bewertung der klinischen Prüfung erforderlich sind. Originaldaten befinden sich in Originaldokumenten, (Originalaufzeichnungen oder beglaubigten Kopien). CPMP/ICH/135/95: Kapitel 1.51
Patientenidentifikationsliste	Vom Prüfer zu führende Liste, in der die Patientennummern den vollen Namen zugeordnet sind, um dem Prüfer jederzeit die Identifizierung des einzelnen Prüfungsteilnehmers zu ermöglichen. Diese Liste verbleibt immer im Prüfzentrum.
Patienteninformation	Dokument, welches alle Gesichtspunkte einer klinischen Prüfung in einer für den medizinischen Laien verständlichen Form beschreibt. Sie wird dem Prüfungsteilnehmer vor dem Aufklärungsgespräch ausgehändigt und dient der umfassenden Information des Prüfungsteilnehmers.
Paul-Ehrlich-Institut (PEI)	Bundesoberbehörde zur Regulation und Überwachung des Verkehrs mit Impfstoffe, Sera und In-vitro-Diagnostika (Herstellung, klinische Prüfung, Zulassung, Inverkehrbringen).
Per-Protocol-Analyse	In diese statistische Analyse gehen nur die Daten der Patienten ein, die prüfplangemäß bzw. protokollgemäß behandelt wurden.
Placebo	Scheinpräparat, welches keinen Wirkstoff enthält und ansonsten mit dem zu vergleichenden Präparat in möglichst allen Eigenschaften (Inhalt, Form, Farbe) übereinstimmt.
Prüfer engl.: Investigator	Prüfer ist in der Regel ein für die Durchführung der klinischen Prüfung bei Menschen in einer Prüfstelle verantwortlicher Arzt oder in begründeten Ausnahmefällen eine andere Person, deren Beruf auf Grund seiner wissenschaftlichen Anforderungen und der seine Ausübung voraussetzenden Erfahrungen in der Patientenbetreuung für die Durchführung von Forschungen am Menschen qualifiziert. Wird eine Prüfung in einer Prüfstelle von mehreren Prüfern vorgenommen, so ist der verantwortliche Leiter der Gruppe der Hauptprüfer. Wird eine Prüfung in mehreren Prüfstellen durchgeführt, wird vom Sponsor ein Prüfer als Leiter der klinischen Prüfung benannt. § 4 Abs 25 AMG
Prüfzentrumsordner engl.: Investigator Site File (ISF)	Systematische Ablage aller studienbezogenen Dokumente und Unterlagen am Zentrum bzw. beim Prüfer. Der ISF enthält mindestens alle in der ICH-GCP-Guideline geforderten essentiellen Dokumente, die vom Prüfer aufzubewahren sind.

Begriff	Erläuterung
Prüferinformation (zum Prüfpräparat) engl.: Investigator's Brochure (IB)	Eine Zusammenstellung der klinischen und präklinischen Daten zum/zu den Prüfpräparat(en), die für eine klinische Prüfung des/der Prüfpräparate(s) am Menschen relevant sind. CPMP/ICH/135/95: Kapitel 1.36
Prüfplan engl.: Protocol	Ein Dokument, das die Zielsetzung(en), das Design, die Methodik, statistische Überlegungen sowie die Organisation einer klinischen Prüfung beschreibt. Der Prüfplan enthält normalerweise auch Angaben über den Hintergrund und die wissenschaftliche Begründung für die klinische Prüfung. Diese Angaben können jedoch in anderen Dokumenten stehen, auf die im Prüfplan verwiesen wird. CPMP/ICH/135/95: Kapitel 1.44
Prüferinitiierte Studie engl.: Investigator Initiated Trial (IIT)	Studie, bei der die Initiative bezüglich wissenschaftlicher Fragestellung von einem Prüfer ausgeht, unabhängig von der Finanzierung. Der Sponsor (i. S. des AMG) ist eine nicht-kommerziellen Einrichtung, meist eine Universität. Entscheidend ist, wem die Studiendaten gehören und wer über deren Veröffentlichung entscheidet.
Prüfpräparat engl.: Investigational (Medicinal) Product (IMP)	Die Darreichungsform eines wirksamen Bestandteils oder Placebos, die in einer klinischen Prüfung getestet oder als Referenz verwendet wird. Hierunter fällt auch ein bereits zugelassenes Produkt, wenn es in anderer Form (andere Darreichungsform oder Verpackung) als zugelassen verwendet oder bereitgestellt oder für ein nicht zugelassenes Anwendungsgebiet oder zum Erhalt weiterer Informationen über ein zugelassenes Anwendungsgebiet verwendet wird. CPMP/ICH/135/95: Kapitel 1.33
Prüfungsteilnehmer engl.: Subject/Trial Subject	Eine Person, die an einer klinischen Prüfung teilnimmt und entweder das Prüfpräparat erhält oder als Kontrolle dient. CPMP/ICH/135/95: Kapitel 1.57
Prüfzentrum engl.: Trial Site	Der Ort, an dem prüfungsbezogene Aktivitäten tatsächlich ausgeführt werden. CPMP/ICH/135/95: Kapitel 1.59
Quelldatenabgleich engl.: Source data Verification	Vergleich der im Erhebungsbogen dokumentierten Daten mit den Originaldaten
Query Synonym zu Data Clarification Form (DCF)	Formular zur Klärung von Unstimmigkeiten innerhalb des Datenmanagements

Begriff	Erläuterung
Randomisierung engl.: Randomisation	Das Verfahren der Zuordnung von Prüfungsteilnehmern zu Behandlungs- oder Kontrollgruppen, wobei die Zuordnung nach einem Zufallsmechanismus vorgenommen wird, um Verzerrungen zu vermindern. CPMP/ICH/135/95: Kapitel 1.48
Screening	Identifizierung von potentiellen Prüfungsteilnehmern
Screening Liste	Liste zur Dokumentation der Identifizierung der Prüfungsteilnehmer, die vor der klinischen Prüfung auf ihre Eignung überprüft wurden CPMP/ICH/135/95: Kapitel 8.3.20
Schwerwiegendes Unerwünschtes Ereignis (SUE) oder schwerwiegende unerwünschte Arzneimittelwirkung (UAW) engl.: Serious Adverse Event oder Serious Adverse Reaction	Jedes unerwünschte medizinische Ereignis, das unabhängig von der Dosis: • zum Tode führt, • lebensbedrohlich ist, • eine stationäre Behandlung des Prüfungsteilnehmers oder eine Verlängerung des stationären Aufenthaltes erforderlich macht, • zu bleibenden oder signifikanten Schäden/Behinderungen führt, oder • eine angeborene Missbildung bzw. einen Geburtsfehler darstellt CPMP/ICH/135/95: Kapitel 1.50
Statistische Power	Teststärke, Aussagekraft
Studienabbruch engl.: Drop-out	Patient, der zwar ursprünglich für die klinische Studie rekrutiert wurde, aber vor der prüfplangemäßen Beendigung aus der Studie ausscheidet.
Sponsor	Sponsor ist eine natürliche oder juristische Person, die die Verantwortung für die Veranlassung, Organisation und Finanzierung einer klinischen Prüfung bei Menschen übernimmt. § 4 Abs. 24 AMG
Standardarbeitsanweisung engl.: Standard Operating Procedure	Eingehende, schriftliche Anweisung(en), um die einheitliche Durchführung einer bestimmten Tätigkeit sicherzustellen. CPMP/ICH/135/95: Kapitel 1.55
Studienassistent(in) engl.: Study Nurse	Studienassistenten sind im Prüfungszentrum, gemeinsam mit dem Prüfer, für die Durchführung von Studien zuständig. Insbesondere gehören zu ihrem Tätigkeitsfeld die Organisation von Terminen, die Dokumentation der Patientendaten, die Koordination von Diagnostik, Laboruntersuchungen, Probenversand und Prüfmedikation.

Begriff	Erläuterung
Statistischer Analyseplan engl.: Statistical Analysis Plan	Der Begriff bezeichnet eine detaillierte Beschreibung der statistischen Auswertungsmethoden vor dem Datenbankschluss mit dem Ziel, sicherzustellen, dass die Auswertung nicht datengeleitet stattfindet.
Surrogat	Surrogatendpunkte werden in der medizinischen Forschung häufig als Ersatz für patientenrelevante Endpunkte verwendet, meist um Aussagen zum Nutzen früher und einfacher zu erhalten. Die Mindestvoraussetzung an einen Surrogatmarker ist die, dass zwischen ihm und dem patientenrelevanten Endpunkt ein statistisch signifikanter Zusammenhang besteht (Validierung).
Unabhängiges Datenüberwachungskomitee engl.: Independent Data Safety Monitoring oder Data Safety Monitoring Board (DSMB)	Ein unabhängiges Datenüberwachungskomitee, das vom Sponsor oder dem Studienleiter eingesetzt werden kann, um in bestimmten Abständen den Fortgang einer klinischen Prüfung, die Sicherheitsdaten sowie die Hauptzielparameter für die Wirksamkeit zu bewerten und dem Sponsor und/oder dem Studienleiter Empfehlungen zu geben, ob die klinische Prüfung fortgesetzt, geändert oder abgebrochen werden sollte. CPMP/ICH/135/95: Kapitel 1.25
Unerwartete unerwünschte Arzneimittelwirkung engl.: Unexpected Adverse Drug Reaction	Eine unerwünschte Wirkung, die nach Art und Schweregrad aufgrund der vorliegenden Produktinformation nicht zu erwarten ist (z. B. Prüferinformation für ein nicht zugelassenes Produkt oder Gebrauchs- und Fachinformation/Zusammenfassung der Produkteigenschaften für ein zugelassenes Produkt). CPMP/ICH/135/95: Kapitel 1.60
Unerwünschte Arzneimittelwirkung (UAW) engl.: Adverse Drug Reaction (ADR)	Im Rahmen der vor der Zulassung gesammelten klinischen Erfahrungen mit einem neuen Arzneimittel bzw. dessen neuen Anwendungsgebieten, besonders wenn die therapeutische Dosierung noch nicht festgelegt ist: alle schädlichen und unbeabsichtigten Reaktionen auf ein Arzneimittel sollten unabhängig von der Dosis als unerwünschte Arzneimittelwirkungen gelten. »Arzneimittelwirkung« bedeutet, dass ein ursächlicher Zusammenhang zwischen einem Arzneimittel und einem unerwünschten Ereignis zumindest möglich ist, d. h. ein Zusammenhang nicht ausgeschlossen werden kann. In Bezug auf in den Verkehr gebrachte Arzneimittel gilt: eine Arzneimittelwirkung, die schädlich und unbeabsichtigt ist und bei Dosierungen auftritt, die üblicherweise beim Menschen zur Prophylaxe, Diagnose oder Therapie von Krankheiten oder zur Veränderung physiologischer Funktionen angewendet werden. CPMP/ICH/135/95: Kapitel 1.1

Begriff	Erläuterung
Unerwünschtes Ereignis (UE) engl.: Adverse Event (AE)	Jedes unerwünschte medizinische Ereignis, das bei einem Patienten oder bei einem Teilnehmer an einer klinischen Prüfung nach Verabreichung eines Arzneimittels auftritt und das nicht unbedingt in ursächlichem Zusammenhang mit dieser Behandlung steht. Ein unerwünschtes Ereignis (AE) kann daher jede ungünstige und unbeabsichtigte Reaktion (einschließlich eines anormalen Laborbefundes), jedes Symptom oder jede vorübergehende Erkrankung sein, ob diese nun mit dem Prüfmedikament in Zusammenhang stehen oder nicht. CPMP/ICH/135/95: Kapitel 1.2
Verantwortlichkeitsliste engl.: Signature Log	Dokument auf dem der Hauptprüfer weitere Prüfer und Studienpersonal für bestimmte Aufgaben in einem definierten Zeitraum im Rahmen der klinischen Prüfung autorisiert. Die betreffenden Mitarbeiter sind mit Unterschrift und Kürzel vermerkt. Dies dient der Nachvollziehbarkeit im Zusammenhang mit der Studiendokumentation.
Verblindung engl.: Blinding, Masking	Ein Verfahren, bei dem eine oder mehrere der an der klinischen Prüfung beteiligten Parteien über die Behandlungszuordnung der Prüfungsteilnehmer in Unkenntnis gehalten werden. Bei einer Einfachblindstudie wissen normalerweise die Prüfungsteilnehmer nicht, welche Behandlung bei ihnen zur Anwendung kommt. Bei einer Doppelblindstudie kennen weder der Prüfungsteilnehmer, der Prüfer, noch der Monitor sowie in einigen Fällen auch nicht die für die Datenauswertung zuständigen Personen die Behandlungszuordnung der Prüfungsteilnehmer. CPMP/ICH/135/95: Kapitel 1.10
Verdachtsfall einer unerwarteten schwerwiegenden Nebenwirkung engl.: Suspected Unexpected Serious Adverse Reaction (SUSAR)	Als Verdachtsfall einer unerwarteten schwerwiegenden Nebenwirkung bezeichnet man ein unerwünschtes Ereignis in einer klinischen Prüfung, das unerwartet und schwerwiegend ist sowie zugleich vermutlich in einem ursächlichen (kausalen) Zusammenhang mit einem Prüfpräparat steht und demnach eine Nebenwirkung darstellen könnte.
Zentralstelle der Länder für Gesundheitsschutz (ZLG)	Gemeinsame Behörde der Bundesländer im Medizinprodukt- und Arzneimittelbereich. Die ZLG ist Koordinierungsstelle der Länder im Human- und Tierarzneimittelbereich sowie akkreditierende und benennende Behörde im Medizinproduktebereich.

Begriff	Erläuterung
Zentraler Studienordner engl.: Trial Master File (TMF)	Systematische Ablage aller studienrelevanten Dokumente und Unterlagen durch und beim Sponsor. Der TMF enthält mindestens die in der ICH-GCP-Guideline bezeichneten essentiellen Dokumente, die durch den Sponsor aufzubewahren sind. Anhand des TMF soll es möglich sein, alle relevanten Vorgänge im Zusammenhang mit der Vorbereitung, Durchführung und Auswertung einer klinischen Prüfung nachzuvollziehen und die Konformität mit der ICH-GCP-Guideline, den geltenden gesetzlichen Bestimmungen und den anzuwendenden Standardarbeitsanweisungen (SOP) zu belegen.

Stichwortverzeichnis

Autorenverzeichnis

Dr. sc. med. Alexander Schulze ist in eigener Praxis in Berlin mit den Schwerpunkten Neurologie, Psychiatrie, Psychotherapie und Psychosomatik tätig. Referent am Institut für Verhaltenstherapie in Berlin-Brandenburg. 1986–1991 Leiter der Abteilung Psychotherapie in der Klinik für Neurologie und Psychiatrie an der Charité Berlin.

Christina Hoffmann, M. Sc., M. A. arbeitet seit 2006 als Klinische Monitorin; von 2005–2006 als Studienkoordinatorin an der Charité Berlin tätig.

Dr. rer. nat. Xina Grählert ist seit 2005 Leiterin des Koordinierungszentrums für Klinische Studien der Medizinischen Fakultät C. G. Carus der Technischen Universität Dresden.

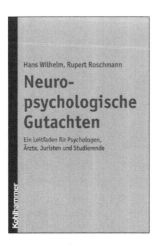

2007. 186 Seiten mit 8 Abb. und
14 Tab. Kart.
€ 29,80
ISBN 978-3-17-013327-3

Hans Wilhelm/Rupert Roschmann

Neuropsychologische Gutachten
Ein Leitfaden für Psychologen, Ärzte, Juristen und Studierende

Dieses Buch bietet (Neuro-)Psychologen, Ärzten, Juristen und Studierenden dieser Fachrichtungen einen umfassenden und anschaulichen Leitfaden
zur Erstellung neuropsychologischer Gutachten. Es werden u.a. die berufs-
rechtlichen Richtlinien für Gutachter, der Begutachtungsprozess, die Vor-
gehensweise bei schwierigen Fragestellungen sowie Besonderheiten der
Begutachtung von Kindern und Jugendlichen erläutert. Auch Auftraggeber
neuropsychologischer Gutachten erhalten einen Überblick über die Thema-
tik und Relevanz. Ein realistischer Erwartungshorizont und wichtige Quali-
tätsmerkmale werden vermittelt.

▶ **www.kohlhammer.de**

W. Kohlhammer GmbH · 70549 Stuttgart
Tel. 0711/7863 - 7280 · Fax 0711/7863 - 8430

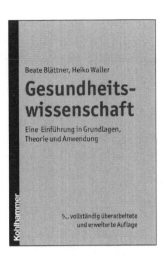

*5., vollst. überarb. und erw. Auflage
2011. 288 Seiten mit 42 Abb. Kart.
€ 25,90
ISBN 978-3-17-021082-0*

Beate Blättner/Heiko Waller

Gesundheitswissenschaft
Eine Einführung in Grundlagen, Theorie und Anwendung

Die vollständig überarbeitete 5. Auflage dieses bewährten Standard-Lehrbuchs verschafft Studierenden aller gesundheitswissenschaftlichen Fachrichtungen einen fundierten Überblick über grundlegende Theorien und ihre Anwendung. Dazu werden im ersten Teil die Grundlagen des Fachs – Gesundheitskonzepte, Gesundheitsressourcen, Gesundheitsrisiken und Gesundheitssysteme – dargestellt. Der zweite, eher praxisorientierte Teil widmet sich der Gesundheitssystemgestaltung sowie den individuellen und gesellschaftlichen Möglichkeiten der Gesundheitsförderung und der Prävention. Zudem wird das theoretische Modell der Salutogenese von Antonovsky als integrierendes Konzept vorgeschlagen und diskutiert.

„Dieses Lehrbuch bildet ein Standardwerk für alle Studierenden der Lebenswissenschaften." (PsychoLit 3/2008 über die 4. Auflage)

▶ www.kohlhammer.de

W. Kohlhammer GmbH · 70549 Stuttgart
Tel. 0711/7863 - 7280 · Fax 0711/7863 - 8430

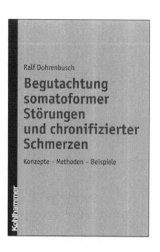

Ralf Dohrenbusch

Begutachtung somatoformer Störungen und chronifizierter Schmerzen

Konzepte – Methoden – Beispiele

2007. 402 Seiten mit 9 Abb. und 33 Tab. Kart.
€ 58,–
ISBN 978-3-17-019042-9

Ralf Dohrenbusch

Begutachtung somatoformer Störungen und chronifizierter Schmerzen

Konzepte – Methoden – Beispiele

Die Begutachtung von Personen mit somatoformen Störungen oder chronifizierten Schmerzen erfordert medizinisches, klinisch-psychologisches, psychodiagnostisches und rechtliches Wissen. Dies gilt umso mehr, als körperliche Dysfunktionen, Antwortmotive, Krankheitsverhalten und Arbeitsfähigkeit in der Praxis oft miteinander verknüpft und daher schwierig zu beurteilen sind. Insbesondere bei Auseinandersetzungen zu Fragen der Behinderung und der Erwerbsunfähigkeit sind fachübergreifende Kenntnisse für Sachverständige daher unverzichtbar.

Dieses Buch vermittelt Basiswissen zur Begutachtung somatoform gestörter Personen. Es gibt Anregungen zur Planung und Durchführung gutachterlicher Untersuchungen, zur Beantwortung sozialrechtlicher Beweisfragen und zur Abfassung der Gutachten. Vertieft werden Fragen der Bewertung motivationaler Einflüsse, und anhand von Fallbeispielen werden die dargestellten Empfehlungen und Heuristiken veranschaulicht.

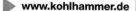 **www.kohlhammer.de**

W. Kohlhammer GmbH · 70549 Stuttgart
Tel. 0711/7863 - 7280 · Fax 0711/7863 - 8430

Kohlhammer